# Ursprünglich Genießen

Kreative Paleo-Rezepte für eine natürliche Ernährung

Lena Fischer

# Inhaltsverzeichnis

Getrocknete schottische Eier mit Kirschsalbei ... 9
Blumenkohlsteak und Eier ... 11
Truthahn-, Spinat- und Spargel-Frittata ... 13
Tunesisches Rührei mit gerösteten Paprika und Harissa ... 15
Ei Shakshuka ... 17
Gebackene Eier mit Lachs und Spinat ... 18
Eiertropfensuppe mit Zwiebeln, Pilzen und Bok Choy ... 20
Persisches süßes Omelett ... 23
Garnelen- und Krabben-Chawanmushi ... 25
Hühnerwurst-Hash ... 28
Rosmarin-Birnen-Frühstückswürste ... 30
Geschnetzeltes Rindfleisch nach kubanischer Art ... 32
Französische Poulet-Pfanne ... 34
Forelle mit Süßkartoffeln ... 36
Lachspasteten mit Tomatillo-Mango-Salsa, Spiegeleiern und Zucchinibändern ... 38
Apfel-Flachs-Buchsen ... 42
Orangen-Ingwer-Paleo-Müsli ... 44
Geröstete Pfirsiche und Beeren mit gerösteten Kokos-Mandel-Marshmallows ... 46
Erdbeer-Mango-Power-Smoothies ... 49
Dattelshakes ... 50
Mit Chorizo gefüllte Jalapeño-Poppers ... 52
Geröstete Rote-Bete-Stücke mit Orangen-Walnuss-Beträufeln ... 54
Blumenkohlknödel mit Kräuterpesto und Lammfleisch ... 57
Spinat-Artischocken-Dip ... 60
Asiatische Fleischbällchen mit Sternanis-Dip ... 62
Teufelseier ... 65
Geröstete Auberginen- und Romesco-Brötchen ... 67
Veggie-Rindfleisch-Wraps ... 69
Jakobsmuscheln und Avocado-Endivien-Häppchen ... 70
Kräuter-Austernpilz-Chips mit Zitronen-Aïoli ... 72
Wurzelgemüsechips ... 74

Mit Sesam gesprenkelte Senfgrün-Pommes .................................................................. 76

Würzig geröstete Pepitas ............................................................................................... 77

Kräuter-Chipotle-Nüsse ................................................................................................. 79

Geröstete rote Paprika „Hummus" mit Gemüse .......................................................... 82

Eisgekühlter süßer Ingwer-Hibiskus-Tee ....................................................................... 84

Erdbeer-Melone-Minze Agua Fresca ............................................................................. 85

Wassermelone und Blaubeer-Agua Fresca ................................................................... 87

Gurken-Agua Fresca ...................................................................................................... 88

Kokos-Chai .................................................................................................................... 89

Rechtsseitiges Rinderfilet .............................................................................................. 91

Seltener Rindfleischsalat nach vietnamesischer Art .................................................... 93

Rindfleisch ..................................................................................................................... 93

Salat 93

Mexikanisches paniertes Rinderbrustfilet mit Mango, Jicama, Chili und Salat aus gerösteten Kürbiskernen ............................................................................................... 95

Bruststück ..................................................................................................................... 95

Salat 95

Römersalat mit zerkleinerter Rinderbrust und frischer roter Chili-Harissa ................ 97

Bruststück ..................................................................................................................... 97

Harissa .......................................................................................................................... 97

Gebratenes Eye of Round mit Kräuterkruste, Wurzelgemüsepüree und Pfannensoße ................................................................................................................ 99

Gebraten ....................................................................................................................... 99

Pfannensoße ................................................................................................................. 99

Rind-Gemüse-Suppe mit geröstetem Paprika-Pesto .................................................. 103

Gewürfeltes süßes und herzhaftes Rindfleisch .......................................................... 106

Braten mit Rosenkohl und Kirschen ........................................................................... 108

Asiatische Flanksteaksuppe ........................................................................................ 110

Flanksteak gebraten mit Sesam-Blumenkohlreis ....................................................... 112

Gefülltes Flanksteak mit Chimichurri-Sauce .............................................................. 114

Gegrillte Flanksteak-Kabobs mit Meerrettich-Mayonnaise ....................................... 117

Wein-Chuck-Steak mit Pilzen ...................................................................................... 120

Steaks mit Avocado-Meerrettich-Sauce beträufeln ................................................... 122

Steak 122

Soße 122

Mit Zitronengras marinierte Lendensteaks ..................................................................... 124
Balsamico-Dijon-Lendenstück mit Knoblauchspinat ...................................................... 126
Steak 126
Spinat ..................................................................................................................................... 126
Gebratener Truthahn mit mit Knoblauch gefüllten Wurzeln ......................................... 129
Gefüllte Putenbrust mit Pestosauce und Rucolasalat ...................................................... 132
Gewürzte Putenbrust mit Kirsch-BBQ-Sauce .................................................................. 134
Weinbrot-Putenfilet ............................................................................................................. 136
Gebratene Putenbrust mit Schnittlauch-Garnelensauce ................................................. 139
Gebratene Putenkeulen mit Wurzelgemüse ..................................................................... 141
Kräuter-Putenhackbraten mit karamellisierter Zwiebelsauce und gerösteten Kohlbooten ..................................................................................................................... 143
Truthahn-Posole ................................................................................................................... 145
Hühnerknochenbrühe ......................................................................................................... 147
Grüner Harissa-Lachs .......................................................................................................... 151
Lachs ...................................................................................................................................... 151
Harissa ................................................................................................................................... 151
Gewürzte Sonnenblumenkerne ......................................................................................... 151
Salat 152
Gegrillter Lachs mit mariniertem Artischockensalat ...................................................... 155
Kurz gebratener Chile-Salbei-Lachs mit grüner Tomatensalsa ...................................... 157
Lachs ...................................................................................................................................... 157
Grüne Tomatensalsa ............................................................................................................ 157
Gebratener Lachs und Spargel en papillote mit Zitronen-Haselnuss-Pesto ................ 160
Gewürzter Lachs mit Pilz-Apfel-Pfannensauce ............................................................... 162
Sole en Papillote mit Julienne-Gemüse ............................................................................. 165
Rucola-Pesto-Fisch-Tacos mit rauchiger Limettencreme ............................................... 167
Seezunge mit Mandelkruste ............................................................................................... 169
Gegrillte Kabeljau- und Zucchini-Päckchen mit einer würzigen Mango-Basilikum-Sauce ............................................................................................................................... 172
Im Riesling pochierter Kabeljau mit mit Pesto gefüllten Tomaten ............................... 174
Gerösteter Kabeljau mit Pistazien-Koriander-Kruste auf zerdrückten Süßkartoffeln ............................................................................................................................................. 176
Rosmarin-Mandarinen-Kabeljau mit geröstetem Brokkoli ............................................ 178
Curry-Kabeljau-Salat-Wrap mit eingelegten Radieschen .............................................. 180
Gebratener Schellfisch mit Zitrone und Fenchel ............................................................. 182

Pekannusskrusten-Snaps mit Remoulade und Okraschoten und Tomaten nach Cajun-Art ............................................................................................................. 184

Estragon-Thunfisch-Pastetchen mit Avocado-Zitronen-Aïoli ........................................... 187

Gestreifte Bass-Tajine ............................................................................................................. 190

Heilbutt in Knoblauch-Garnelensauce mit Soffrito Collard Greens .............................. 192

Meeresfrüchte-Bouillabaisse ................................................................................................. 195

Klassisches Garnelen-Ceviche .............................................................................................. 198

Garnelen-Spinat-Salat mit Kokosnusskruste ..................................................................... 201

Tropisches Garnelen- und Jakobsmuschel-Ceviche ......................................................... 203

Jamaikanische Jerk-Garnelen mit Avocadoöl .................................................................... 205

Garnelenscampi mit Blattspinat und Radicchio ................................................................ 207

Krabbensalat mit Avocado, Grapefruit und Jicama .......................................................... 209

Cajun Lobster Tail Boil mit Estragon Aïoli ........................................................................ 211

Muschelkrapfen mit Safran-Aïoli ......................................................................................... 213

Pastinaken-Pommes ............................................................................................................... 213

Safran-Aïoli ............................................................................................................................... 213

Blaue Muschel ......................................................................................................................... 213

Gebratene Jakobsmuscheln mit Rübengeschmack .......................................................... 216

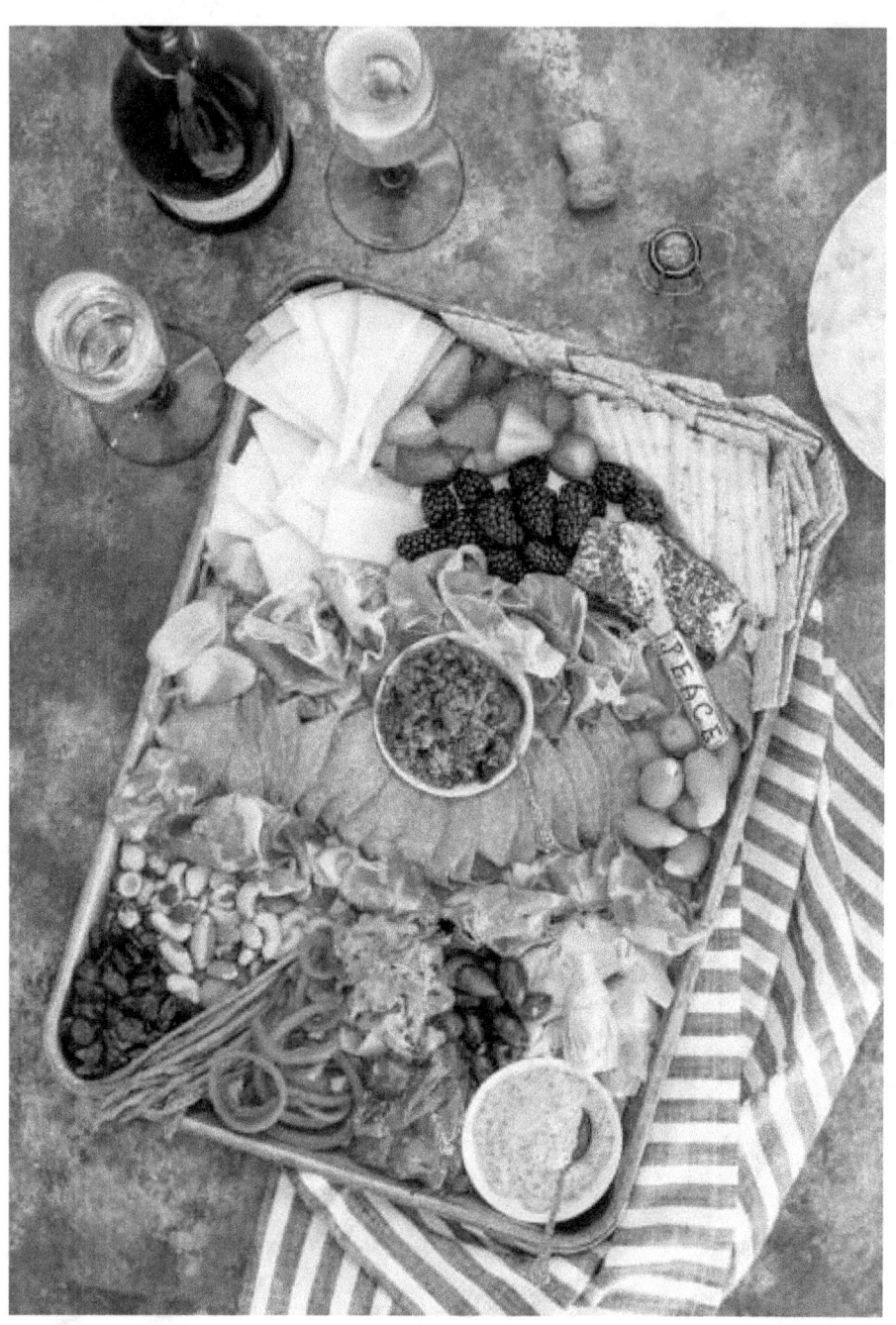

# GETROCKNETE SCHOTTISCHE EIER MIT KIRSCHSALBEI

VORBEREITUNG: 20 Minuten  Backen: 35 Minuten  Ergibt: 4 Portionen

DIESER KLASSISCHE BRITISCHE PUB-SNACK BEDEUTET DAS PERFEKTE PALÄO-FRÜHSTÜCK. WENN SIE DIE HARTGEKOCHTEN EIER IM VORAUS ZUBEREITEN, GELINGT DIESES REZEPT SEHR SCHNELL – UND SIE LASSEN SICH AUCH LEICHTER SCHÄLEN. EINE SCHÜSSEL MIT HARTGEKOCHTEN EIERN IM KÜHLSCHRANK AUFZUBEWAHREN IST EINE TOLLE IDEE FÜR EIN SCHNELLES FRÜHSTÜCK UND EINEN SNACK.

1 Pfund mageres Schweinefleisch
½ Tasse gehackte getrocknete ungesüßte Kirschen
2 Esslöffel gehackter frischer Salbei
1 Esslöffel gehackter frischer Majoran
1 Teelöffel frisch gemahlener schwarzer Pfeffer
¼ TL frisch gemahlene Muskatnuss
⅛ Teelöffel gemahlene Nelken
4 hartgekochte große Eier, gekühlt und geschält*
½ Tasse Mandelmehl
1 Teelöffel getrockneter Salbei, zerstoßen
½ Teelöffel getrockneter Majoran, zerstoßen
2 Esslöffel natives Olivenöl extra
Senf nach Dijon-Art (siehe Rezept)

1. Den Ofen auf 375 °F vorheizen. Eine Auflaufform mit Backpapier oder Folie auslegen; beiseite legen. In einer großen Schüssel Schweinefleisch, Kirschen, frischen Salbei, frischen Majoran, Pfeffer, Muskatnuss und Nelken vermischen.

2. Aus der Schweinefleischmischung vier gleich große Pastetchen formen. Auf jeden Keks ein Ei legen. Formen Sie den Keks um jedes Ei herum. Mandelmehl, getrockneten Salbei und getrockneten

Majoran in einer flachen Schüssel oder einem Tortenteller vermischen. Jedes mit Wurst bestrichene Ei in der Mandelmehlmischung wälzen, um es zu bedecken. Auf das vorbereitete Backblech legen. Mit Olivenöl beträufeln.

3. 35 bis 40 Minuten backen oder bis die Wurst gar ist. Mit Dijon-Senf servieren.

*Tipp: Um Eier hart zu kochen, legen Sie die Eier in einer einzigen Schicht in einen großen Topf. Mit 1 bis 2 Zoll Wasser bedecken. Zum Kochen bringen. 1 Minute kochen lassen. Vom Herd nehmen. Abdecken und 12 bis 15 Minuten stehen lassen.

# BLUMENKOHLSTEAK UND EIER

VORBEREITUNG: 20 Minuten kochen: 25 Minuten ergeben: 4 Portionen

ES WERDEN DICKE SCHEIBEN HERAUSGESCHNITTEN AUS BLUMENKOHLKÖPFEN HERZHAFTE „STEAKS" ZUBEREITEN, DIE DANN IN OLIVENÖL BRAUN UND KNUSPRIG GEBRATEN, MIT EINEM POCHIERTEN EI BELEGT UND AUF EINEM BETT AUS MIT KNOBLAUCH GERÖSTETEM GRÜNKOHL SERVIERT WERDEN.

1 Kopf Blumenkohl, Blätter entfernt
1½ TL Smoky Spice (siehe Rezept)
5 Esslöffel natives Olivenöl extra
4 große Eier
1 Esslöffel Weiß- oder Apfelessig
2 große Knoblauchzehen, gehackt
4 Tassen gehackter Grünkohl

1. Legen Sie die Stielenden des Blumenkohls auf ein Schneidebrett. Schneiden Sie den Blumenkohl mit einem großen, scharfen Messer von der Mitte des Blumenkohls aus in vier ½-Zoll-Steaks und schneiden Sie dabei die Stielenden durch (einige Blumenkohl können sich lösen; bewahren Sie sie für andere Verwendungszwecke auf).

2. Steaks auf beiden Seiten mit 1 Teelöffel Smoky Seasoning würzen. 2 Esslöffel Olivenöl bei mittlerer bis hoher Hitze in einer großen Pfanne erhitzen. 2 Blumenkohlsteaks hinzufügen. Auf jeder Seite 4 Minuten braten, bis sie goldbraun und leicht zart sind. Aus der Pfanne nehmen und leicht mit Folie abdecken. In einem 200 °F heißen Ofen warm halten. Wiederholen Sie den Vorgang mit den restlichen 2 Steaks und verwenden Sie zusätzlich 2 Esslöffel Olivenöl.

3. Um die Eier zu pochieren, füllen Sie einen separaten Topf etwa 7,6 cm hoch mit Wasser. Essig hinzufügen und zum Kochen bringen. Schlagen Sie die Eier einzeln in eine kleine Schüssel oder Auflaufform auf und lassen Sie sie vorsichtig in das kochende Wasser gleiten. Kochen Sie die Eier 30 bis 45 Sekunden lang oder bis das Eiweiß fest wird. Schalten Sie die Heizung aus. Abdecken und 3 bis 5 Minuten ruhen lassen, je nachdem, wie weich das Eigelb sein soll.

4. In der Zwischenzeit den restlichen 1 Esslöffel Olivenöl in derselben Pfanne erhitzen. Knoblauch hinzufügen und 30 Sekunden bis 1 Minute kochen lassen. Den Grünkohl hinzufügen und unter Rühren 1 bis 2 Minuten kochen, bis er zusammenfällt.

5. Zum Servieren den Grünkohl auf vier Teller verteilen. Jeweils mit Blumenkohlsteak und einem gekochten Ei belegen. Eier über den restlichen halben Teelöffel Smoky Season streuen und sofort servieren.

# TRUTHAHN-, SPINAT- UND SPARGEL-FRITTATA

VORBEREITUNG: 20 Minuten Rösten: 3 Minuten ergeben: 2 bis 3 Portionen

DIESE WUNDERSCHÖNE FRITTATA MIT VIEL GRÜN GESPRENKELTGEHT SEHR SCHNELL ZUSAMMEN UND IST EINE TOLLE MÖGLICHKEIT, DEN TAG ZU BEGINNEN – ODER IHN ZU BEENDEN. ES IST PERFEKT FÜR EIN SCHNELLES ABENDESSEN, WENN SIE KEINE ZEIT HABEN, EINE WEITERE MAHLZEIT ZUZUBEREITEN. EINE GUSSEISERNE PFANNE IST NICHT NOTWENDIG, LIEFERT ABER SEHR GUTE ERGEBNISSE.

2 Esslöffel natives Olivenöl extra
1 Knoblauchzehe, gehackt
4 Unzen gemahlene Putenbrust
¼ bis ½ Teelöffel schwarzer Pfeffer
½ Tasse ½ Zoll lange Stücke frischer Spargel
1 Tasse frischer Babyspinat, gehackt
4 große Eier
1 Esslöffel Wasser
2 Teelöffel gehackter frischer Dill
1 Esslöffel gehackte frische Petersilie

1. Heizen Sie den Grill vor, wobei der Rost 10 cm vom Heizelement entfernt ist.

2. 1 Esslöffel Olivenöl bei mittlerer ofenfester Hitze erhitzen. Knoblauch hinzufügen; kochen und rühren, bis es goldbraun ist. Putenhackfleisch hinzufügen; mit Pfeffer bestreuen. Kochen und rühren Sie 3 bis 4 Minuten lang oder bis das Fleisch gebräunt und gar ist, und rühren Sie dabei mit einem Holzlöffel um, um das

Fleisch aufzulockern. Gekochten Truthahn in eine Schüssel geben; beiseite legen.

3. Stellen Sie die Pfanne wieder auf die Herdplatte. Gießen Sie den restlichen 1 EL Olivenöl in die Pfanne. Spargel hinzufügen; kochen und bei mittlerer Hitze rühren, bis es weich ist. Den gekochten Truthahn und den Spinat unterrühren. 1 Minute kochen lassen.

4. Die Eier mit dem Wasser und dem Dill in einer mittelgroßen Schüssel verquirlen. Die Eiermischung über die Truthahnmischung in der Pfanne gießen. 1 Minute kochen und umrühren. Stellen Sie die Pfanne in den Ofen und braten Sie sie 3 bis 4 Minuten lang oder bis die Eier fest sind und die Oberfläche gebräunt ist. Mit gehackter Petersilie bestreuen.

# TUNESISCHES RÜHREI MIT GERÖSTETEN PAPRIKA UND HARISSA

VORBEREITUNG: 30 Minuten Grillen: 8 Minuten Stehen: 5 Minuten Kochen: 5 Minuten
ergibt: 4 Portionen

1 kleine rote Paprika
1 kleine gelbe Paprika
1 kleine Poblano-Chilischote (siehe Spitze)
1 Esslöffel natives Olivenöl extra
6 große Eier
¼ TL gemahlener Zimt
½ Teelöffel gemahlener Kreuzkümmel
⅓ Tasse goldene Rosinen
⅓ Tasse gehackte frische Petersilie
1 Esslöffel Harissa (siehe Rezept)

1. Heizen Sie den Grill vor, indem Sie den Ofenrost 7,6 bis 10 cm von der Hitze entfernt positionieren. Halten Sie die Paprika der Länge nach; Stiele und Kerne entfernen. Legen Sie die Paprikahälften mit der Schnittfläche nach unten auf ein mit Folie ausgelegtes Backblech. 8 Minuten braten oder bis die Schale der Paprika schwarz geworden ist. Paprika in Alufolie einwickeln. 5 Minuten abkühlen lassen. Hebe eine Paprika auf; Mit einem scharfen Messer die schwarze Haut abziehen. Paprika in dünne Streifen schneiden; beiseite legen.

2. Eier, Zimt und Kreuzkümmel in einer großen Schüssel vermischen. Schaumig schlagen. Paprikastreifen, Rosinen, Petersilie und Harissa hinzufügen.

3. Olivenöl in einer großen Pfanne bei mittlerer Hitze erhitzen. Die Eiermischung in die Pfanne geben. Unter häufigem Rühren etwa 5

bis 7 Minuten kochen lassen oder bis die Eier fest, aber noch feucht und glänzend sind. Sofort servieren.

# EI SHAKSHUKA

ANFANG BIS ENDE: 35 Minuten ergeben: 4 bis 6 Portionen

¼ Tasse natives Olivenöl extra
1 große Zwiebel, halbiert und in dünne Scheiben geschnitten
1 große rote Paprika, in dünne Scheiben geschnitten
1 große orangefarbene Paprika, in dünne Scheiben geschnitten
1 Teelöffel gemahlener Kreuzkümmel
½ TL geräuchertes Paprikapulver
½ TL zerstoßener roter Pfeffer
4 Knoblauchzehen, gehackt
2 14,5-Unzen-Dosen geröstete Bio-Tomatenwürfel ohne Salzfeuer
6 große Eier
Frisch gemahlener schwarzer Pfeffer
¼ Tasse gehackter frischer Koriander
¼ Tasse zerrissenes frisches Basilikum

1. Ofen auf 400 °F vorheizen. Öl bei mittlerer Hitze in einer ofenfesten Pfanne erhitzen. Zwiebel und Paprika hinzufügen. 4 bis 5 Minuten kochen und umrühren, bis das Gemüse weich ist. Kreuzkümmel, Paprika, zerstoßene rote Paprika und Knoblauch hinzufügen; kochen und 2 Minuten rühren.

2. Tomaten unterrühren. Zum Kochen bringen; Fieber senken. Ohne Deckel etwa 10 Minuten köcheln lassen, bis die Masse eingedickt ist.

3. Schlagen Sie ein Ei in einer Pfanne über der Tomatenmischung auf. Die Pfanne in den vorgeheizten Ofen stellen. Ohne Deckel 7 bis 10 Minuten backen oder bis die Eier gerade fest sind (das Eigelb sollte noch flüssig sein).

4. Mit schwarzem Pfeffer bestreuen. Mit Koriander und Basilikum garnieren; sofort servieren.

# GEBACKENE EIER MIT LACHS UND SPINAT

VORBEREITUNG: 20 Minuten Backen: 15 Minuten Ergibt: 4 Portionen

1 Esslöffel natives Olivenöl extra
1 EL frische Thymianblätter
Frisch geriebener Muskatnuss
10 Unzen Babyspinatblätter (6 Tassen Packung)
2 Esslöffel Wasser
8 Unzen gegrillter oder pochierter Lachs
1 Teelöffel fein abgeriebene Zitronenschale
½ TL Smoky Spice (siehe Rezept)
8 große Eier

1. Den Ofen auf 375 °F vorheizen. Bestreichen Sie die Innenseiten von vier 6 bis 8 Unzen fassenden Auflaufförmchen mit Olivenöl. Streuen Sie die Thymianblätter gleichmäßig zwischen die Auflaufförmchen. Leicht mit geriebener Muskatnuss bestreuen. Beiseite legen.

2. In einem mittelgroßen Topf mit Deckel den Spinat und das Wasser vermischen. Zum Kochen bringen; Vom Herd nehmen. Heben Sie den Spinat an und wenden Sie ihn mit einer Zange, bis er zusammenfällt. Spinat in ein feinmaschiges Sieb geben; Drücken Sie fest, um überschüssige Flüssigkeit freizusetzen. Den Spinat auf die vorbereiteten Auflaufförmchen verteilen. Den Lachs gleichmäßig zwischen den Auflaufförmchen verteilen. Den Lachs über die Zitronenschale streuen und würzen. In jede Auflaufform zwei Eier aufschlagen.

3. Legen Sie die gefüllten Auflaufförmchen in eine große Auflaufform. Gießen Sie heißes Wasser in die Auflaufform, bis es

bis zur Hälfte des Randes der Auflaufförmchen reicht. Stellen Sie die Auflaufform vorsichtig in den Ofen.

4. 15 bis 18 Minuten backen oder bis das Eiweiß fest geworden ist. Sofort servieren.

# EIERTROPFENSUPPE MIT ZWIEBELN, PILZEN UND BOK CHOY

VORBEREITUNG:30 Minuten stehen lassen: 10 Minuten kochen: 5 Minuten ergibt: 4 bis 6 Portionen

- 0,5 Unzen sonnengetrocknetes Wakame
- 3 Esslöffel unraffiniertes Kokosöl
- 2 Schalotten, gehackt
- 1 5 cm großes Stück frischer Ingwer, geschält und in sehr dünne, streichholzgroße Stücke geschnitten
- 1 Sternanis
- 1 Pfund Shiitake-Pilze, geputzt und in Scheiben geschnitten
- 1 Teelöffel Fünf-Gewürze-Pulver
- ¼ TL schwarzer Pfeffer
- 8 Tassen Rinderknochenbrühe (siehe<u>Rezept</u>) oder Rinderbrühe ohne Salz
- ¼ Tasse frischer Zitronensaft
- 3 große Eier
- 6 Zwiebeln, in dünne Scheiben geschnitten
- 2 Köpfe Baby Pak Choi, in ¼ Zoll dicke Scheiben geschnitten

1. Bedecken Sie das Wakame in einer mittelgroßen Schüssel mit heißem Wasser. 10 Minuten einwirken lassen oder bis es weich und geschmeidig ist. Gut abtropfen lassen; Gut ausspülen und erneut ausspülen. Wakame-Streifen in 2,5 cm große Stücke schneiden; beiseite legen.

2. Kokosöl in einem großen Topf bei mittlerer Hitze erhitzen. Schalotten, Ingwer und Sternanis hinzufügen. Etwa 2 Minuten kochen und umrühren, bis die Schalotten glasig sind. Pilze hinzufügen; kochen und 2 Minuten rühren. Fünf-Gewürze-Pulver und Pfeffer über die Pilze streuen; kochen und 1 Minute rühren.

Fügen Sie das reservierte Wakame, die Rinderknochenbrühe und den Zitronensaft hinzu. Bringen Sie die Mischung zum Kochen.

3. Ein Ei in einer kleinen Schüssel schlagen. Schlagen Sie die geschlagenen Eier in die kochende Brühe und rühren Sie die Brühe dabei in einer Achtelbewegung um. Die Suppe vom Herd nehmen. Die Zwiebel unterrühren. Den Pak Choi auf große, warme Schüsseln verteilen. Suppe in Schüsseln füllen; sofort servieren.

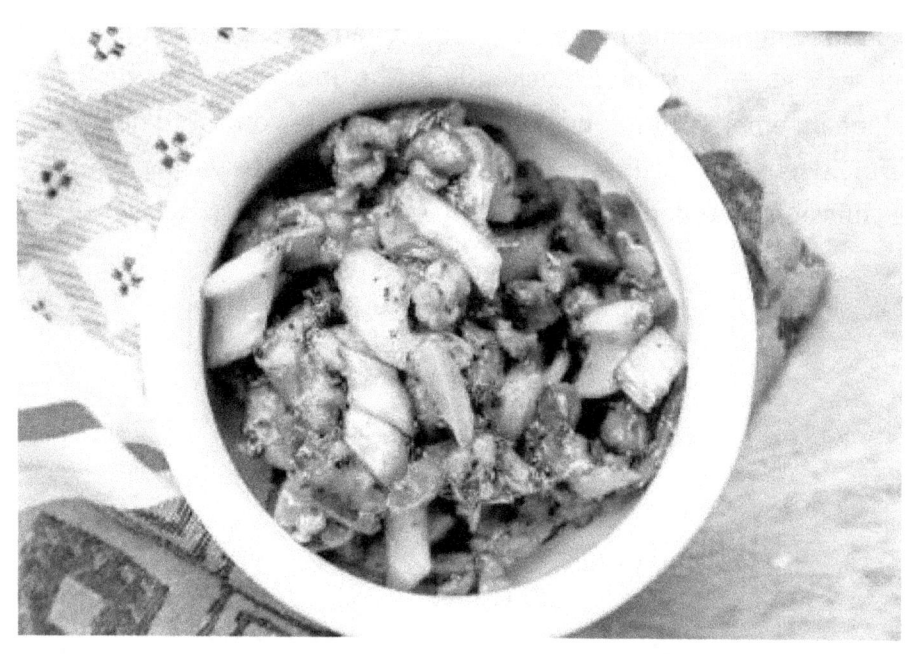

# PERSISCHES SÜßES OMELETT

ANFANG BIS ENDE: 30 Minuten ergeben: 4 Portionen

6 große Eier
½ Teelöffel gemahlener Zimt
¼ TL gemahlener Kardamom
¼ Teelöffel gemahlener Koriander
1 Teelöffel fein geriebene Orangenschale
½ TL reiner Vanilleextrakt
1 Esslöffel raffiniertes Kokosöl
⅔ Tasse rohe Cashewnüsse, grob gehackt und geröstet
⅔ Tasse rohe Mandeln, grob gehackt und geröstet
⅔ Tasse entsteinte und gehackte Medjool-Datteln
½ Tasse rohe Kokosraspeln

1. In einer mittelgroßen Schüssel Eier, Zimt, Kardamom, Koriander, Orangenschale und Vanilleextrakt schaumig schlagen; beiseite legen.

2. Kokosöl in einer großen Pfanne bei mittlerer bis hoher Hitze erhitzen, bis ein Tropfen Wasser in die Mitte der Pfanne fällt. Eimischung hinzufügen; Hitze auf mittlere Stufe reduzieren.

3. Lassen Sie die Eier kochen, bis sie an den Rändern der Pfanne hart werden. Drücken Sie mit einem hitzebeständigen Spatel einen Rand der Eimischung vorsichtig in Richtung der Mitte der Pfanne und kippen Sie dabei die Pfanne, damit die restliche flüssige Mischung darunter fließen kann. Wiederholen Sie den Vorgang an den Rändern der Pfanne, bis die Flüssigkeit fast fest ist, die Eier aber noch feucht und glänzend sind. Lösen Sie die Ränder des Omeletts mit dem Spatel. Schieben Sie das Omelett vorsichtig aus der Pfanne und legen Sie es auf einen Servierteller.

4. Streuen Sie Cashewnüsse, Mandeln, Datteln und Kokosnuss über das Omelett. Sofort servieren.

# GARNELEN- UND KRABBEN-CHAWANMUSHI

VORBEREITUNG:30 Minuten kochen: 30 Minuten abkühlen: 30 Minuten ergibt: 4 Portionen

„CHAWANMUSHI" BEDEUTET WÖRTLICH „DAMPFENDE TASSE TEE".DIES BEZIEHT SICH AUF DIE ART UND WEISE, WIE DIESER JAPANISCHE EIERPUDDING TRADITIONELL ZUBEREITET WIRD – GEDÄMPFT IN EINER TASSE TEE. DAS CREMIGE, AROMATISCHE GERICHT KANN HEIß ODER KALT SERVIERT WERDEN. EIN KLEINER KOCHTIPP: DIES IST EINES DER SELTENEN JAPANISCHEN GERICHTE, DAS MIT EINEM LÖFFEL GEGESSEN WIRD.

- 2 Unzen frische oder gefrorene Garnelen, geschält, entdarmt und gehackt
- 1½ Unzen frisches oder gefrorenes Dungeness- oder Schneekrabbenfleisch*
- 2½ Tassen Hühnerknochenbrühe (siehe Rezept), Rinderknochenbrühe (siehe Rezept) oder Hühner- oder Rinderbrühe ohne Salz, gekühlt
- ⅔ Tasse Shiitake-Pilze, geputzt und gehackt
- 1 2,5 cm großes Stück frischer Ingwer, geschält und in dünne Scheiben geschnitten
- ⅛ Teelöffel salzfreies Fünf-Gewürze-Pulver
- 3 große Eier, geschlagen
- ⅓ Tasse kleine, gewürfelte Zucchini
- 2 Esslöffel gehackter frischer Koriander

1. Garnelen und Krabben auftauen, falls sie gefroren sind. Garnelen und Krabben abspülen; mit einem Papiertuch trocknen. Beiseite legen. Bringen Sie 1½ Tassen Brühe, ⅓ Tasse gehackte Shiitake-Pilze, Ingwer und Fünf-Gewürze-Pulver in einem kleinen Topf zum Kochen. Fieber senken. Etwa 15 Minuten lang sanft köcheln lassen, bis die Menge auf 1 Tasse reduziert ist. Den Topf vom Herd

nehmen. Die restliche 1 Tasse Brühe einrühren; Etwa 20 Minuten auf Raumtemperatur abkühlen lassen.

2. Wenn die Brühe vollständig abgekühlt ist, die Eier vorsichtig unterrühren und so wenig Luft wie möglich darin lassen. Die Mischung über eine Schüssel durch ein feinmaschiges Sieb abseihen; Feststoffe entsorgen.

3. Teilen Sie die Garnelen, Krabben, Zucchini, Koriander und die restlichen ⅓ Tasse Pilze auf vier Auflaufförmchen oder Becher mit einem Fassungsvermögen von 8 bis 10 Unzen auf. Verteilen Sie die Eimischung auf die Auflaufförmchen und füllen Sie jede davon zur Hälfte bis zu drei Vierteln. beiseite legen.

4. Füllen Sie einen extra großen Topf mit 3,5 cm Wasser. Abdecken und zum Kochen bringen. Reduzieren Sie die Hitze auf mittel-niedrig. Ordnen Sie die vier Auflaufförmchen im Topf an. Gießen Sie vorsichtig so viel kochendes Wasser hinzu, dass es bis zur Hälfte der Ränder der Auflaufförmchen reicht. Decken Sie die Auflaufförmchen locker mit Folie ab. Decken Sie den Topf mit einem dicht schließenden Deckel ab und lassen Sie das Ganze etwa 15 Minuten lang dämpfen, bis das Rührei fest geworden ist. Um den Gargrad zu testen, stecken Sie einen Zahnstocher in die Mitte der Creme. Wenn eine klare Brühe herauskommt, ist es fertig. Entfernen Sie die Auflaufförmchen vorsichtig. Vor dem Servieren 10 Minuten abkühlen lassen. Warm oder gekühlt servieren.

Hinweis: Bevor Sie mit dem Rezept beginnen, suchen Sie sich einen ausreichend großen Topf mit dicht schließendem Deckel, in dem die vier Auflaufförmchen oder Becher aufrecht stehen können. Während die Tassen darin stehen, besorgen Sie sich ein sauberes Geschirrtuch oder Handtuch aus 100 % Baumwolle, das die Oberseite der Tassen abdeckt, ohne den Deckel zu verstopfen.

*Tipp: Sie benötigen 4 Unzen Krabben in der Schale, um 1½ Unzen Krabbenfleisch zu erhalten.

Tipp: Pilze und Gewürze verleihen der Brühe in Schritt 1 Geschmack. Für eine schnellere Variante verwenden Sie 2 Tassen Brühe und beginnen mit Schritt 2, wobei Sie den Ingwer, das Fünf-Gewürze-Pulver und ⅓ Tasse Shiitake weglassen. Die Eimischung muss nicht abgesiebt werden.

# HÜHNERWURST-HASH

VORBEREITUNG: 20 Minuten kochen: 15 Minuten ergeben: 4 bis 6 Portionen

OBWOHL DIESES HERZHAFTE HASCHISCH PERFEKT IST PUR LECKER: SCHLAGEN SIE FRISCHE EIER IN DAS HASCHISCH UND LASSEN SIE ES KOCHEN, BIS ES LEICHT FEST IST – SO DASS DAS EIGELB IN DAS HASCHISCH LÄUFT – WAS ES BESONDERS LECKER MACHT.

- 2 Pfund gehacktes Hühnchen
- 1 Teelöffel getrockneter Thymian
- 1 Teelöffel getrockneter Salbei
- ½ Teelöffel getrockneter Rosmarin
- ¼ TL schwarzer Pfeffer
- 2 Esslöffel natives Olivenöl extra
- 2 Tassen gehackte Zwiebel
- 1 Esslöffel gehackter Knoblauch
- 1 Tasse gehackter grüner Pfeffer
- 1 Tasse geraspelte rote oder goldene Rüben
- ½ Tasse Hühnerknochenbrühe (siehe Rezept) oder Hühnerbrühe ohne Salz

1. Hähnchen, Thymian, Salbei, Rosmarin und schwarzen Pfeffer in einer großen Schüssel vermischen und mit den Händen vermischen, um die Gewürze gleichmäßig im Fleisch zu verteilen.

2. 1 Esslöffel Öl bei mittlerer bis hoher Hitze in einer großen Pfanne erhitzen. Hühnchen hinzufügen; etwa 8 Minuten garen oder bis es leicht gebräunt ist, dabei mit einem Holzlöffel umrühren, um das Fleisch aufzulockern. Nehmen Sie das Fleisch mit einem Schaumlöffel aus der Pfanne. beiseite legen. Fett aus der Pfanne abtropfen lassen. Trocknen Sie die Pfanne mit einem sauberen Papiertuch ab.

3. Den restlichen 1 Esslöffel Öl in derselben Pfanne bei mittlerer Hitze erhitzen. Zwiebeln und Knoblauch hinzufügen; etwa 3 Minuten kochen lassen oder bis die Zwiebel weich ist. Paprika und geriebene Rüben zur Zwiebelmischung hinzufügen; Etwa 4 bis 5 Minuten kochen lassen oder bis das Gemüse weich ist, dabei gelegentlich umrühren. Beiseite gestellte Hühnermischung und Hühnerknochenbrühe einrühren. Durchwärmen.

Tipp: Wenn Sie möchten, machen Sie vier Hash-Einfügungen; in jede Vertiefung ein aufgeschlagenes Ei geben. Abdecken und bei mittlerer Hitze kochen, bis die Eier fertig sind.

# ROSMARIN-BIRNEN-FRÜHSTÜCKSWÜRSTE

VORBEREITUNG: 20 Minuten kochen: 8 Minuten pro Portion Ergibt: 4 Portionen (2 Pastetchen).

GERASPELTE BIRNEN ERGEBEN DIESE LECKEREN WÜRSTE EIN HAUCH SÜßE – EINE TOLLE ERGÄNZUNG ZUM RAUCHIGEN GESCHMACK DES PAPRIKAS. GENIEßEN SIE SIE ALLEIN ODER MIT EIERN.

1 Pfund Schweinefleisch

1 reife mittelgroße Birne (wie Bosc, Anjou oder Bartlett), geschält, entkernt und gerieben

2 Esslöffel fein gehackte Zwiebel

2 Teelöffel gehackter frischer Rosmarin

1 Teelöffel Fenchelsamen, zerstoßen

½ TL geräuchertes Paprikapulver

¼ bis ½ Teelöffel frisch gemahlener schwarzer Pfeffer

2 Knoblauchzehen, gehackt

1 Esslöffel Olivenöl

1. Schweinefleisch, Birne, Zwiebel, Rosmarin, Fenchelsamen, geräuchertes Paprikapulver, Pfeffer und Knoblauch in einer mittelgroßen Schüssel vermengen. Mischen Sie die Zutaten vorsichtig, bis sie gut vermischt sind. Teilen Sie die Mischung in acht gleiche Teile. Formen Sie daraus acht ½ Zoll dicke Pastetchen.

2. Olivenöl bei mittlerer Hitze in einer extra großen Pfanne erhitzen, bis es heiß ist. Fügen Sie die Hälfte der Kekse hinzu; 8 bis 10 Minuten kochen lassen oder bis sie gut gebräunt und durchgegart sind, dabei die Würstchen nach der Hälfte der Zeit wenden. Aus der Pfanne nehmen und zum Abtropfen auf einen mit

Papier ausgelegten Teller legen; Zelten Sie es leicht mit Folie, um es warm zu halten, während Sie die restlichen Würste kochen.

# GESCHNETZELTES RINDFLEISCH NACH KUBANISCHER ART

ANFANG BIS ENDE: 30 Minuten ergeben: 4 Portionen

ÜBRIG GEBLIEBENES BRUSTSTÜCK EIGNET SICH IDEAL ZUR VERWENDUNGIN DIESEM REZEPT. PROBIEREN SIE ES, NACHDEM SIE DEN SALAT MIT MEXIKANISCHER GEBRATENER RINDERBRUST MIT MANGO, JICAMA, CHILE UND GERÖSTETEN KÜRBISKERNEN GENOSSEN HABEN (SIEHE<u>REZEPT</u>) ODER EIN ROMAINE-WRAP MIT ZERKLEINERTER RINDERBRUST UND FRISCHER ROTER CHILI-HARISSA (SIEHE<u>REZEPT</u>) ZUM ABENDESSEN.

- 1 Bund Gemüse oder 4 Tassen leicht verpackter roher Spinat
- 2 Esslöffel natives Olivenöl extra
- ½ Tasse gehackte Zwiebel
- 2 mittelgroße grüne Paprika, in Streifen geschnitten
- 2 Teelöffel getrockneter Oregano
- ½ Teelöffel gemahlener Kreuzkümmel
- ½ Teelöffel gemahlener Koriander
- ½ TL geräuchertes Paprikapulver
- 3 Knoblauchzehen, gehackt
- 2 Unzen gekochtes Rindfleisch, zerkleinert
- 1 Teelöffel fein geriebene Orangenschale
- ⅓ Tasse frischer Orangensaft
- 1 Tasse halbierte Kirschtomaten
- 1 Esslöffel frischer Limettensaft
- 1 reife Avocado, entkernt, geschält und in Scheiben geschnitten

1. Entfernen und entsorgen Sie die dicken Stängel des Grüns. Blätter in mundgerechte Stücke schneiden; beiseite legen.

2. Olivenöl bei mittlerer Hitze in einer extra großen Pfanne erhitzen. Zwiebel und Paprika hinzufügen; 3 bis 5 Minuten kochen lassen oder bis das Gemüse weich ist. Oregano, Kreuzkümmel, Koriander, geräuchertes Paprikapulver und Knoblauch hinzufügen; gut umrühren. Gehacktes Rindfleisch, Orangenschale und Orangensaft hinzufügen; Zum Kombinieren umrühren. Gemüse und Tomaten hinzufügen. Zugedeckt 5 Minuten kochen, bis die Tomaten austreten und das Gemüse gerade zart ist. Mit Limettensaft beträufeln. Mit geschnittener Avocado servieren.

# FRANZÖSISCHE POULET-PFANNE

VORBEREITUNG: 40 Minuten kochen: 10 Minuten stehen lassen: 2 Minuten ergibt: 4 bis 6 Portionen

GEKOCHTES HÜHNCHEN IST PRAKTISCH IM KÜHLSCHRANK, UM EIN PROTEINREICHES FRÜHSTÜCK VIEL SCHNELLER ZUZUBEREITEN. OB ÜBRIGGEBLIEBENES BRATHÄHNCHEN MIT SAFRAN UND ZITRONE (SIEHE REZEPT) ODER EINFACH AUS EINEM GEBACKENEN HÜHNCHEN, DAS SIE SPEZIELL FÜR EIN GERICHT WIE DIESES ZUBEREITEN, ES IST GROßARTIG, ES ZUR HAND ZU HABEN.

- 1 0,5-Unzen-Packung getrocknete Pfifferlinge
- 8 Unzen frischer Spargel
- 2 Esslöffel Olivenöl
- 1 mittelgroßer Fenchel, entkernt und in dünne Scheiben geschnitten
- ⅔ Tasse gehackter Lauch, nur weiße und hellgrüne Teile
- 1 Esslöffel Kräuter der Provence
- 3 Tassen gewürfeltes gekochtes Hühnchen
- 1 Tasse gehackte, entkernte Tomaten
- ¼ Tasse Hühnerknochenbrühe (siehe Rezept) oder Hühnerbrühe ohne Salz
- ¼ Tasse trockener Weißwein
- 2 Teelöffel fein abgeriebene Zitronenschale
- 4 Tassen grob gehackte rote oder regenbogenfarbene Mangoldblätter
- ¼ Tasse gehacktes frisches Basilikum
- 2 Esslöffel gehackte frische Minze

1. Getrocknete Pilze gemäß den Anweisungen in der Packung rehydrieren; Abfluss Spülen und erneut abtropfen lassen; beiseite legen.

2. In der Zwischenzeit die holzigen Enden des Spargels abschneiden und wegwerfen. Bei Bedarf Kalkablagerungen

abkratzen. Spargel in 5 cm große Stücke schneiden. In einem großen Topf den Spargel in kochendem Wasser 3 Minuten lang kochen, bis er knusprig und zart ist. Abfluss Sofort in Eiswasser tauchen, um das Kochen zu beenden; beiseite legen.

3. Öl bei mittlerer Hitze in einer großen Pfanne erhitzen. Fenchel, Lauch und Kräuter der Provence hinzufügen; 5 Minuten kochen lassen oder bis der Fenchel anfängt zu bräunen, dabei gelegentlich umrühren. Rehydrierte Pilze, Spargel, Hühnchen, Tomaten, Hühnerknochenbrühe, Wein und Zitronenschale hinzufügen. Zum Kochen bringen. Abdecken und die Hitze auf einen niedrigen Wert reduzieren. 5 Minuten köcheln lassen oder nur so lange, bis der Fenchel und der Spargel zart und die Tomaten saftig sind. Vom Herd nehmen. Den Mangold einrühren und 2 Minuten ruhen lassen, bis er zusammengefallen ist. Mit Basilikum und Minze bestreuen.

# FORELLE MIT SÜßKARTOFFELN

VORBEREITUNG:35 Minuten Backen: 6 Minuten Kochen: 1 Minute pro Portion Kartoffeln
Ergibt: 4 Portionen

AUCH WENN SIE DIE FORELLE NICHT GEFANGEN HABENIN EINEM GEBIRGSBACH WIRD IHNEN DIESES GERICHT EIN WENIG DAS GEFÜHL GEBEN, EIN „STRANDFRÜHSTÜCK" AM KNISTERNDEN LAGERFEUER ZU GENIEßEN.

4 6 Unzen frische oder gefrorene Forellenfilets ohne Haut, ¼ bis ½ Zoll dick

1½ TL Smoky Spice (sieheRezept)

¼ bis ½ Teelöffel schwarzer Pfeffer (optional)

3 Esslöffel raffiniertes Kokosöl

1½ Pfund weiße oder gelbe Süßkartoffeln, geschält

Raffiniertes Kokosöl zum Braten*

Gehackte frische Petersilie

In Scheiben schneiden

1. Ofen auf 400 °F vorheizen. Tauen Sie den Fisch auf, falls er gefroren ist. Fisch abspülen; mit einem Papiertuch trocknen. Die Filets mit Smoky Season und, falls gewünscht, Pfeffer bestreuen. 2 Esslöffel Öl bei mittlerer bis hoher Hitze in einer großen Bratpfanne erhitzen. Legen Sie die Filets in die Pfanne und backen Sie sie ohne Deckel 6 bis 8 Minuten lang oder bis der Fisch beim Testen mit einer Gabel zu schuppen beginnt. Aus dem Ofen nehmen.

2. In der Zwischenzeit Süßkartoffeln mit einem Julienne-Schäler oder einer Mandoline mit dem Julienne-Schneider der Länge nach in lange, dünne Streifen schneiden. Wickeln Sie die Kartoffelstreifen in eine doppelte Lage Papiertücher und saugen Sie überschüssiges Wasser auf.

3. In einem großen Topf mit mindestens 20 cm hohem Rand 5 bis 7,5 cm raffiniertes Kokosöl auf 180 °C erhitzen. Geben Sie vorsichtig jeweils etwa ein Viertel der Kartoffeln in das heiße Öl. (Das Öl steigt im Topf auf.) Pro Portion etwa 1 bis 3 Minuten braten oder bis es gerade anfängt zu bräunen, dabei ein- oder zweimal umrühren. Nehmen Sie die Kartoffeln schnell mit einem langen Löffel heraus und lassen Sie sie auf einem Papiertuch abtropfen. (Kartoffeln können schnell verkochen, prüfen Sie daher frühzeitig und häufig.) Erhitzen Sie das Öl unbedingt auf 365 °F, bevor Sie jede Portion Kartoffeln hinzufügen.

4. Die Forelle über Petersilie und Zwiebeln streuen; Mit Süßkartoffelspalten servieren.

*Tipp: Sie benötigen zwei bis drei 29-Unzen-Behälter Kokosöl, um genug Öl zum Braten zu haben.

# LACHSPASTETEN MIT TOMATILLO-MANGO-SALSA, SPIEGELEIERN UND ZUCCHINIBÄNDERN

VORBEREITUNG:25 Minuten Abkühlen: 30 Minuten Kochen: 16 Minuten ergibt: 4 Portionen

DAS IST VIELLEICHT KEIN FRÜHSTÜCKBEVOR SIE AN EINEM WOCHENTAGMORGEN ZUR ARBEIT GEHEN, ABER ES EIGNET SICH HERVORRAGEND ALS ELEGANTER UND ABSOLUT KÖSTLICHER WOCHENENDBRUNCH FÜR FREUNDE ODER FAMILIE

- 10 Unzen gekochter Lachs*
- 2 Eiweiß
- ½ Tasse Mandelmehl
- ⅓ Tasse geriebene Süßkartoffel
- 2 Esslöffel dünn geschnittene Zwiebel
- 2 Esslöffel gehackter frischer Koriander
- 2 Esslöffel Chipotle Paleo Mayo (sieheRezept)
- 1 Esslöffel frischer Limettensaft
- 1 Teelöffel mexikanisches Gewürz (sieheRezept)
- Schwarzer Pfeffer
- 4 Esslöffel Olivenöl
- 1 Rezept Zucchinibänder (sieheRezept, unter)
- 4 Eier, gekocht (siehe sieheRezept für Blumenkohlsteaks und Eier)
- Tomatillo-Mango-Salsa (sieheRezept, unter)
- 1 reife Avocado, geschält, entkernt und in Scheiben geschnitten

1. Für Lachspasteten verwenden Sie eine Gabel in einer großen Schüssel, um den gekochten Lachs in kleine Stücke zu schneiden. Fügen Sie Eiweiß, Mandelmehl, Süßkartoffel, rote Zwiebel, Koriander, Chipotle Paleo Mayo, Limettensaft, mexikanische

Gewürze und Pfeffer nach Geschmack hinzu. Zum Mischen leicht umrühren. Teilen Sie die Mischung in acht Portionen auf; Aus jeder Portion einen Kuchen formen. Kuchen auf ein mit Backpapier ausgelegtes Backblech legen. Vor dem Braten mindestens 30 Minuten abdecken und im Kühlschrank lagern. (Kuchen können 1 Tag vor dem Servieren gekühlt werden.)

2. Den Ofen auf 300 °F vorheizen. Erhitzen Sie 2 Esslöffel Olivenöl bei mittlerer bis hoher Hitze in einer großen beschichteten Pfanne. Die Hälfte der Kuchen in die Pfanne geben; Etwa 8 Minuten backen oder bis sie goldbraun sind, dabei die Kuchen nach der Hälfte der Garzeit wenden. Übertragen Sie die Kekse auf ein anderes mit Backpapier ausgelegtes Backblech und halten Sie sie im Ofen warm. Die restlichen Kekse in den restlichen 2 EL Öl nach Anweisung anbraten.

3. Zum Servieren die Zucchinistreifen in Nestern auf jeweils vier Serviertellern anrichten. Jeweils 2 Lachsküchlein, ein pochiertes Ei, etwas Tomatillo-Mango-Salsa und Avocadoscheiben daraufflegen.

Zucchinibänder: Schneiden Sie die Enden von 2 Zucchini ab. Schneiden Sie mit einer Mandoline oder einem Gemüseschäler lange Streifen von jeder Zucchini ab. (Um die Bänder intakt zu halten, hören Sie mit dem Rasieren auf, wenn Sie den Kernkern in der Mitte des Kürbisses erreichen.) In einer großen Pfanne 1 Esslöffel Olivenöl bei mittlerer bis hoher Hitze erhitzen. Zucchini und ⅛ Teelöffel gemahlenen Kreuzkümmel hinzufügen; Kochen Sie die Streifen 2 bis 3 Minuten lang oder bis sie knusprig sind, und werfen Sie die Streifen vorsichtig mit einer Zange hin und her, damit sie gleichmäßig garen. Mit Limettensaft beträufeln.

Tomatillo-Mango-Salsa: Ofen auf 450 °F vorheizen. 8 Tomaten schälen und halbieren. Tomaten auf einem Backblech anordnen; 1 Tasse gehackte Zwiebel; 1 gehackte, entkernte frische Jalapeño; und 2 geschälte Knoblauchzehen. Mit 1 Esslöffel Olivenöl beträufeln; werfen, um zu tragen. Das Gemüse etwa 15 Minuten rösten, bis es weich und braun wird. 10 Minuten abkühlen lassen. Geben Sie Gemüse und Säfte in eine Küchenmaschine. Fügen Sie ¾ Tasse gehackte, geschälte Mango und ¼ Tasse frischen Koriander hinzu. Abdecken und pulsieren, um es grob zu zerkleinern. Salsa in eine Schüssel geben; Eine weitere ¾ Tasse gehackte, geschälte Mango unterrühren. (Salsa kann 1 Tag im Voraus zubereitet und gekühlt werden. Vor dem Servieren auf Zimmertemperatur kommen lassen.)

*Tipp: Für gekochten Lachs den Ofen auf 200 °C vorheizen. Legen Sie ein 8-Unzen-Lachsfilet auf ein mit Backpapier ausgelegtes Backblech. 6 bis 8 Minuten auf ½ Zoll dickem Fisch backen oder bis der Fisch leicht abblättert, wenn man ihn mit einer Gabel testet.

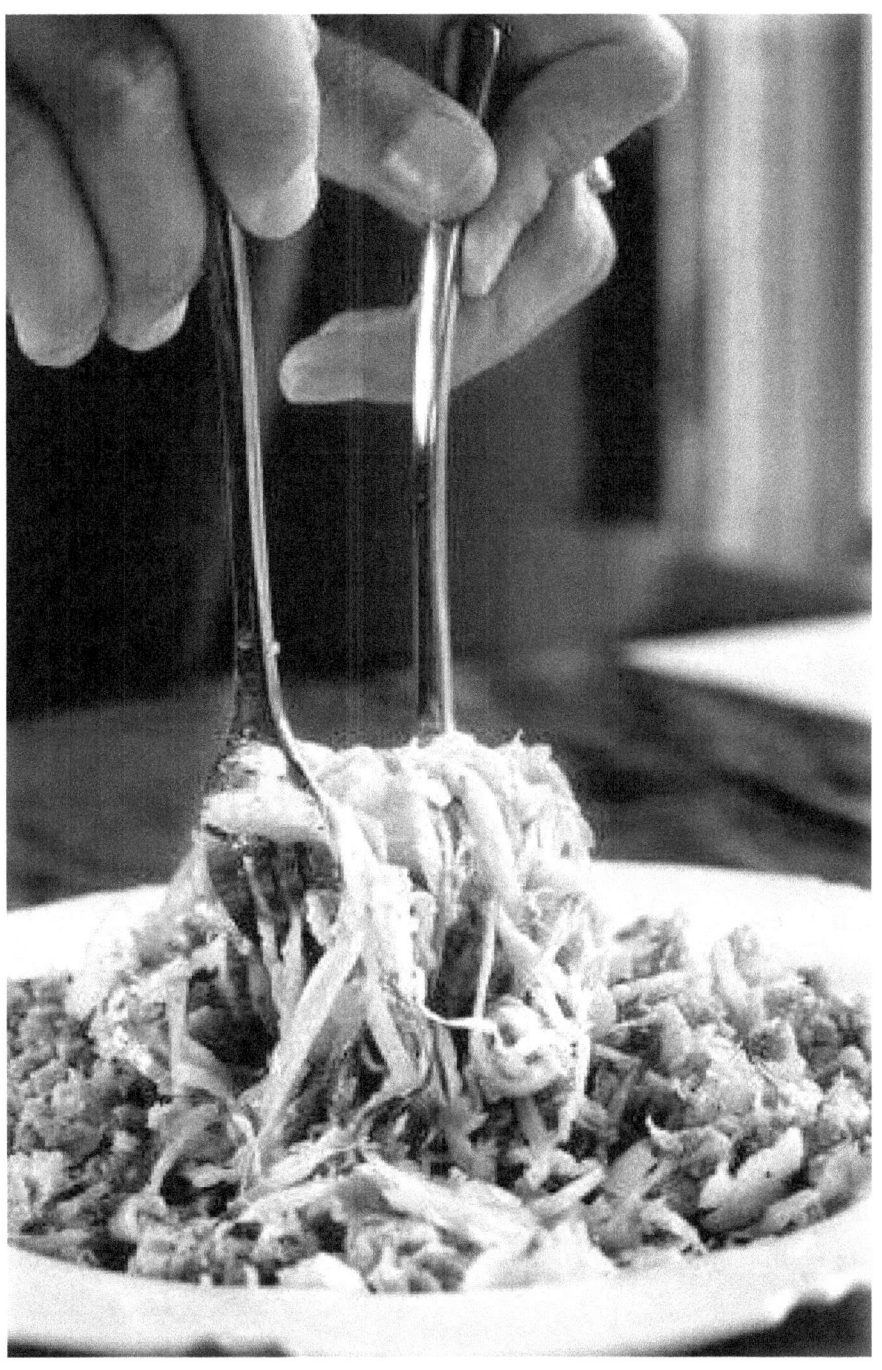

# APFEL-FLACHS-BUCHSEN

ANFANG BIS ENDE: 30 Minuten ergeben: 4 Portionen

DIESE FLAPJACKS OHNE MEHL SIND KNUSPRIGAUßEN UND WEICH INNEN. HERGESTELLT AUS GERIEBENEN ÄPFELN UND NUR ETWAS LEINSAMENMEHL UND EI ZUM BINDEN, SIND SIE EIN FRÜHSTÜCK, DAS KINDER (UND AUCH ERWACHSENE) GERNE VERSCHLINGEN.

- 4 große Eier, leicht geschlagen
- 2 große ungeschälte Äpfel, entkernt und fein gerieben
- ½ Tasse Flachsmehl
- ¼ Tasse fein gehackte Walnüsse oder Pekannüsse
- 2 Teelöffel fein geriebene Orangenschale
- 1 Teelöffel reiner Vanilleextrakt
- 1 TL gemahlener Kardamom oder Zimt
- 3 Esslöffel unraffiniertes Kokosöl
- ½ Tasse Mandelbutter
- 2 Teelöffel fein geriebene Orangenschale
- ¼ TL gemahlener Kardamom oder Zimt

1. In einer großen Schüssel Eier, geriebene Äpfel, Leinsamenmehl, Nüsse, Orangenschale, Vanille und 1 Teelöffel Kardamom vermischen. Rühren, bis alles gut vermischt ist. Lassen Sie den Teig 5 bis 10 Minuten ruhen, damit er eindickt.

2. 1 Esslöffel Kokosöl bei mittlerer Hitze in einer Pfanne oder Pfanne schmelzen. Geben Sie für jeden Apfel-Flachs-Jack etwa ⅓ Tasse Teig in die Pfanne und verteilen Sie ihn leicht. Bei mittlerer Hitze 3 bis 4 Minuten pro Seite braten oder bis die Jacks goldbraun sind.

3. In der Zwischenzeit in einer kleinen mikrowellengeeigneten Schüssel Mandelbutter auf niedriger Stufe erhitzen, bis sie streichfähig ist. Auf Apple Heartjack servieren und mit Orangenschale und zusätzlichem Kardamom bestreuen.

# ORANGEN-INGWER-PALEO-MÜSLI

VORBEREITUNG:15 Minuten kochen: 5 Minuten stehen lassen: 4 Minuten backen: 27 Minuten abkühlen: 30 Minuten ergibt: 8 (½ Tasse) Portionen

DIESE KNUSPRIGEN NUSS- UND TROCKENFRUCHT-„KÖRNER"IST KÖSTLICH, MIT MANDEL- ODER KOKOSMILCH GARNIERT UND MIT EINEM LÖFFEL GEGESSEN, EIGNET SICH ABER AUCH HERVORRAGEND ALS FRÜHSTÜCK ZUM MITNEHMEN ODER ALS TROCKENSNACK.

⅔ Tasse frischer Orangensaft

1 ½ Zoll großes Stück frischer Ingwer, geschält und in dünne Scheiben geschnitten

1 Teelöffel grüne Teeblätter

2 Esslöffel unraffiniertes Kokosöl

1 Tasse grob gehackte rohe Mandeln

1 Tasse rohe Macadamianüsse

1 Tasse rohe Pistazien

½ Tasse ungesüßte Kokosflocken

¼ Tasse gehackte ungeschwefelte, ungesüßte getrocknete Aprikosen

2 Esslöffel gehackte getrocknete, schwefelfreie, ungesüßte getrocknete Feigen

2 Esslöffel ungeschwefelte, ungesüßte goldene Rosinen

Ungesüßte Mandelmilch oder Kokosmilch

1. Den Ofen auf 325 °F vorheizen. Orangensaft in einem kleinen Topf erhitzen, bis er kocht. Ingwerscheiben hinzufügen. Ohne Deckel etwa 5 Minuten lang leicht kochen lassen oder bis die Menge auf etwa ⅓ Tasse reduziert ist. Vom Herd nehmen; grüne Teeblätter hinzufügen. Abdecken und 4 Minuten köcheln lassen. Die Orangensaftmischung durch ein feinmaschiges Sieb passieren. Teeblätter und Ingwerscheiben wegwerfen. Kokosöl zur heißen Orangensaftmischung geben und rühren, bis es geschmolzen ist. Mandeln, Macadamianüsse und Pistazien in einer großen Schüssel

vermischen. Orangensaftmischung hinzufügen; werfen, um zu tragen. Gleichmäßig in einer großen Auflaufform verteilen.

2. Ohne Deckel 15 Minuten backen, dabei nach der Hälfte der Backzeit umrühren. Kokosflocken hinzufügen; Rühren Sie die Mischung um und verteilen Sie sie gleichmäßig. Weitere etwa 12 bis 15 Minuten backen oder bis die Nüsse geröstet und goldbraun sind, dabei einmal umrühren. Aprikosen, Feigen und Rosinen hinzufügen; rühren, bis alles gut vermischt ist. Müsli auf einem großen Stück Folie oder einem sauberen Backblech verteilen; kühlt vollständig ab. Mit Mandel- oder Kokosmilch servieren.

Zum Aufbewahren: Müsli in einen luftdichten Behälter geben; kann bis zu 2 Wochen bei Raumtemperatur oder bis zu 3 Monate im Gefrierschrank gelagert werden.

# GERÖSTETE PFIRSICHE UND BEEREN MIT GERÖSTETEN KOKOS-MANDEL-MARSHMALLOWS

VORBEREITUNG:20 Minuten backen: 1 Stunde kochen: 10 Minuten ergibt: 4 bis 6 Portionen

BEWAHREN SIE DIES FÜR DIE PFIRSICHSAISON AUF– NORMALERWEISE ENDE JULI, AUGUST UND ANFANG SEPTEMBER IN DEN MEISTEN TEILEN DES LANDES – WENN PFIRSICHE AM SÜßESTEN UND SAFTIGSTEN SIND. DIES ERGIBT EIN WUNDERBARES FRÜHSTÜCK, KANN ABER AUCH ALS NACHTISCH GENOSSEN WERDEN

6 reife Pfirsiche

½ Tasse ungesüßte, schwefelfreie getrocknete Pfirsiche, fein gehackt*

¾ Tasse frischer Orangensaft

¼ Tasse unraffiniertes Kokosöl

½ Teelöffel gemahlener Zimt

1 Tasse ungesüßte Kokosflocken

1 Tasse grob gehackte rohe Mandeln

¼ Tasse ungesalzene rohe Sonnenblumenkerne

1 Esslöffel frischer Zitronensaft

1 Vanilleschote, gespalten und das Mark herausgeschabt

1 Tasse Himbeeren, Blaubeeren, Brombeeren und/oder grob gehackte Erdbeeren

1. 8 Tassen Wasser in einem großen Topf zum Kochen bringen. Schneiden Sie mit einem scharfen Messer ein flaches X in die Basis jedes Pfirsichs. Tauchen Sie Pfirsiche jeweils zu zweit für 30 bis 60 Sekunden in kochendes Wasser, oder bis sich die Schale zu spalten beginnt. Geben Sie die Pfirsiche mit einem Löffel in eine große Schüssel mit Eiswasser. Wenn es abgekühlt genug ist, um es anzufassen, verwenden Sie ein Messer oder Ihre Finger, um die

Haut abzuziehen. Felle wegwerfen. Schneiden Sie die Pfirsiche in Spalten und entfernen Sie die Kerne. beiseite legen.

2. Den Ofen auf 250 °F vorheizen. Ein großes Backblech mit Backpapier auslegen. Kombinieren Sie 1 Tasse Pfirsichmark, getrocknete Pfirsiche, ¼ Tasse Orangensaft, Kokosöl und Zimt in einer Küchenmaschine oder einem Mixer. Abdecken und verarbeiten oder mixen, bis eine glatte Masse entsteht; beiseite legen.

3. Kokosflocken, Mandeln und Sonnenblumenkerne in einer großen Schüssel vermischen. Fügen Sie die pürierte Pfirsichmischung hinzu. Zum Überziehen wenden. Die Nussmischung auf das vorbereitete Backblech geben und gleichmäßig verteilen. 60 bis 75 Minuten backen oder bis es trocken und knusprig ist, dabei gelegentlich umrühren. (Achten Sie darauf, nicht zu verbrennen, die Mischung wird beim Abkühlen knusprig.)

4. In der Zwischenzeit die restlichen Pfirsichschiffchen in einen mittelgroßen Topf geben. Den restlichen ½ Tasse Orangensaft, Zitronensaft und die gespaltene Vanilleschote (mit Samen) unterrühren. Bei mittlerer Hitze zum Kochen bringen, dabei gelegentlich umrühren. Reduzieren Sie die Hitze auf einen niedrigen Wert. Ohne Deckel 10 bis 15 Minuten köcheln lassen oder bis es eingedickt ist, dabei gelegentlich umrühren. Entfernen Sie die Vanilleschote. Umrühren und vergleichen. 3 bis 4 Minuten kochen lassen oder nur so lange, bis die Beeren durchgewärmt sind.

5. Zum Servieren geröstete Pfirsiche in Schüsseln verteilen. Jede Portion mit der Nussmischung bestreuen.

*Hinweis: Wenn Sie keine schwefelfreien getrockneten Pfirsiche finden, können Sie stattdessen ⅓ Tasse schwefelfreie getrocknete Aprikosen, gehackt, verwenden.

# ERDBEER-MANGO-POWER-SMOOTHIES

VORBEREITUNG:15 Minuten kochen: 30 Minuten ergeben: 4 (ca. 8 Unzen) Portionen

DIE ROTE BETE IN DIESEM FRÜHSTÜCKSGETRÄNKVERLEIHT IHM EINEN VITAMIN- UND MINERALSTOFFSCHUB UND EINE WUNDERSCHÖNE ROTE FARBE. DAS EIWEIßPULVER LIEFERT PROTEIN UND WIRD BEIM MISCHEN DES GETRÄNKS UNTERGERÜHRT, UM EINEN LEICHTEREN, SCHAUMIGEREN SMOOTHIE ZU ERHALTEN.

1 mittelgroße Rote Bete, geschält und geviertelt (ca. 110 g)
2½ Tassen geschälte frische Erdbeeren
1½ Tassen gefrorene ungesüßte Mangostücke*
1¼ Tassen ungesüßte Kokosmilch oder Mandelmilch
¼ Tasse ungesüßter Granatapfelsaft
¼ Tasse ungesalzene Mandelbutter
2 Teelöffel Eiweißpulver

1. In einem mittelgroßen Topf die Rüben zugedeckt in etwas kochendem Wasser 30 bis 40 Minuten** kochen, bis sie sehr weich sind. Die Rüben abtropfen lassen; Lassen Sie kaltes Wasser über die Rüben laufen, damit sie schnell abkühlen. Gut abtropfen lassen.

2. Rüben, Erdbeeren, Mangostücke, Kokosmilch, Granatapfelsaft und Mandelbutter in einem Mixer vermischen. Abdecken und mixen, bis eine glatte Masse entsteht. Dabei anhalten und bei Bedarf die Seiten des Mixers abkratzen. Eiweißpulver hinzufügen. Abdecken und mischen, bis alles gut vermischt ist.

*Hinweis: Um frische Mangostücke einzufrieren, legen Sie die geschnittenen Mangos in einer einzigen Schicht in eine mit Wachspapier ausgelegte 15×10×1 Zoll große Backform. Locker abdecken und mehrere Stunden lang einfrieren, bis es sehr fest ist. Gefrorene Mangostücke in einen luftdichten Behälter geben; bis zu 3 Monate einfrieren.

**Hinweis: Die Rote Bete kann bis zu 3 Tage im Voraus gekocht werden. Kühlen Sie die Rüben vollständig ab. In einem dicht verschlossenen Behälter im Kühlschrank aufbewahren.

## DATTELSHAKES

ANFANG BIS ENDE: 10 Minuten ergeben: 2 (ca. 8 Unzen) Portionen

DIES IST EINE PALÄO-AUFNAHMEDIE CREMIGEN DATTELSHAKES, DIE NORMALERWEISE MIT EISCREME ZUBEREITET WERDEN UND SEIT DEN 1930ER JAHREN IN SÜDKALIFORNIEN BELIEBT SIND. MIT DATTELN, GEFRORENEN BANANEN, MANDELBUTTER, MANDELMILCH UND EIWEIßPULVER IST DIESE VARIANTE DEFINITIV NAHRHAFTER. FÜR EINE SCHOKOLADENVARIANTE 1 ESSLÖFFEL UNGESÜßTES KAKAOPULVER HINZUFÜGEN.

⅓ Tasse gehackte, entkernte Medjool-Datteln

1 Tasse ungesüßte Mandel- oder Kokosmilch (auf Wunsch mit Vanille)

1 reife Banane, gefroren und in Scheiben geschnitten

2 Esslöffel Mandelbutter

1 Esslöffel Eiweißpulver

1 Esslöffel ungesüßtes Kakaopulver (optional)

½ Teelöffel frischer Zitronensaft

⅛ bis ¼ Teelöffel gemahlene Muskatnuss*

1. Datteln und ½ Tasse Wasser in einer kleinen Schüssel vermischen. 30 Sekunden lang in der Mikrowelle erhitzen oder bis die Datteln weich sind; Wasser ablassen.

2. Datteln, Mandelmilch, Bananenscheiben, Mandelbutter, Eiweißpulver, Kakaopulver (falls verwendet), Zitronensaft und Muskatnuss in einem Mixer vermischen. Abdecken und glatt rühren.

*Tipp: Wenn Sie Kakaopulver verwenden, verwenden Sie ¼ Teelöffel gemahlene Muskatnuss.

# MIT CHORIZO GEFÜLLTE JALAPEÑO-POPPERS

VORBEREITUNG: 30 Minuten Backen: 25 Minuten Ergibt: 12 Vorspeisen

MIT KORIANDER-LIMETTEN-CASHEWCREME GARNIERENKÜHLT DAS FEUER DIESES WÜRZIGEN SNACKS. FÜR EINEN MILDEREN GESCHMACK ERSETZEN SIE JALAPEÑOS DURCH 6 SÜßE PAPRIKASCHOTEN, ENTKERNT, ENTKERNT UND VERTIKAL HALBIERT.

- 2 TL Ancho-Chilipulver*
- 1½ Teelöffel gehackter Knoblauch ohne Konservierungsstoffe
- 1½ TL gemahlener Kreuzkümmel
- ¾ Teelöffel getrockneter Oregano
- ¾ Teelöffel gemahlener Koriander
- ½ Teelöffel schwarzer Pfeffer
- ¼ TL gemahlener Zimt
- ⅛ Teelöffel gemahlene Nelken
- 12 Unzen Schweinefleisch
- 2 Esslöffel Rotweinessig
- 6 große Jalapeño-Chilis, horizontal halbiert und entkernt** (Stiele möglichst intakt lassen)
- ½ Tasse Cashewcreme (siehe Rezept)
- 1 Esslöffel fein gehackter frischer Koriander
- 1 Teelöffel fein abgeriebene Limettenschale

1. Ofen auf 400 °F vorheizen.

2. Für die Chorizo Chilipulver, Knoblauch, Kreuzkümmel, Oregano, Koriander, schwarzen Pfeffer, Zimt und Nelken in einer kleinen Schüssel vermischen. Schweinefleisch in eine mittelgroße Schüssel geben. Brechen Sie es vorsichtig mit Ihren Händen auf. Gewürzmischung über das Schweinefleisch streuen; Essig

hinzufügen. Bearbeiten Sie die Fleischmischung vorsichtig, bis die Gewürze und der Essig gleichmäßig verteilt sind.

3. Die Chorizo in die Jalapeño-Hälften geben, gleichmäßig verteilen und ein wenig kneten (die Chorizo wird beim Kochen schrumpfen). Gefüllte Jalapeño-Hälften auf einem großen Backblech anrichten. 25 bis 30 Minuten backen oder bis die Chorizo gar ist.

4. In der Zwischenzeit Cashewcreme, Koriander und Limettenschale in einer kleinen Schüssel vermischen. Vor dem Servieren die gefüllten Jalapeños mit der Cashewcrememischung bestreichen.

*Hinweis: Falls gewünscht, ersetzen Sie das Ancho-Chilipulver durch 2 Esslöffel Paprika und ¼ Teelöffel gemahlenen Cayennepfeffer.

**Tipp: Chilischoten enthalten Öl, das Haut, Augen und empfindliches Gewebe in der Nase verbrennen kann. Vermeiden Sie möglichst den direkten Kontakt mit den Schnittflächen und Samen der Chili. Wenn Ihre bloßen Hände einen Teil der Paprika berühren, waschen Sie Ihre Hände gründlich mit Seife und warmem Wasser.

# GERÖSTETE ROTE-BETE-STÜCKE MIT ORANGEN-WALNUSS-BETRÄUFELN

VORBEREITUNG: 20 Minuten   Backen: 40 Minuten   Marinieren: 8 Stunden   Ergibt: 12 Portionen

WALNUSSÖL SOLLTE NIEMALS ZUM KOCHEN VERWENDET WERDEN. BEIM ERHITZEN IST ES AUFGRUND DER HOHEN KONZENTRATION AN MEHRFACH UNGESÄTTIGTEN FETTSÄUREN ANFÄLLIG FÜR OXIDATION UND ZERSETZUNG, EIGNET SICH JEDOCH WUNDERBAR FÜR GERICHTE, DIE KALT ODER BEI ZIMMERTEMPERATUR SERVIERT WERDEN – WIE DIESES HIER.

3 große Rüben, geputzt und geschält (ca. 1 Pfund)
1 Esslöffel Olivenöl
¼ Tasse Walnussöl
1½ TL fein geriebene Orangenschale
¼ Tasse frischer Orangensaft
2 Teelöffel frischer Zitronensaft
2 Esslöffel fein gehackte Walnüsse, geröstet*

1. Den Ofen auf 200 °C (425 °F) vorheizen. Jede Rübe in 8 Spalten schneiden. (Wenn die Rüben kleiner sind, schneiden Sie sie in ½ Zoll große Stücke. Sie benötigen insgesamt etwa 24 Stücke.) Legen Sie die Rüben in eine 2-Liter-Auflaufform. Das Olivenöl darüber träufeln und verrühren. Decken Sie die Form mit Folie ab. Zugedeckt 20 Minuten backen. Die Rote Bete unterrühren und ohne Deckel weitere 20 Minuten rösten, bis die Rote Bete weich ist. Etwas abkühlen lassen.

2. In der Zwischenzeit für die Marinade Walnussöl, Orangenschale, Orangensaft und Zitronensaft in einer kleinen Schüssel

vermischen. Die Marinade über die Rüben gießen; Abdecken und 8 Stunden oder über Nacht im Kühlschrank lagern. Die Marinade abtropfen lassen.

3. Geben Sie die Rote Bete in eine Schüssel und streuen Sie die gerösteten Walnüsse darüber. Mit Pfannkuchen servieren.

*Tipp: Um Nüsse zu rösten, verteilen Sie sie in einer flachen Auflaufform. Im Ofen bei 350 °F 5 bis 10 Minuten backen oder bis es leicht gebräunt ist, dabei die Pfanne ein- oder zweimal schütteln. Passen Sie gut auf, damit sie nicht verbrennen.

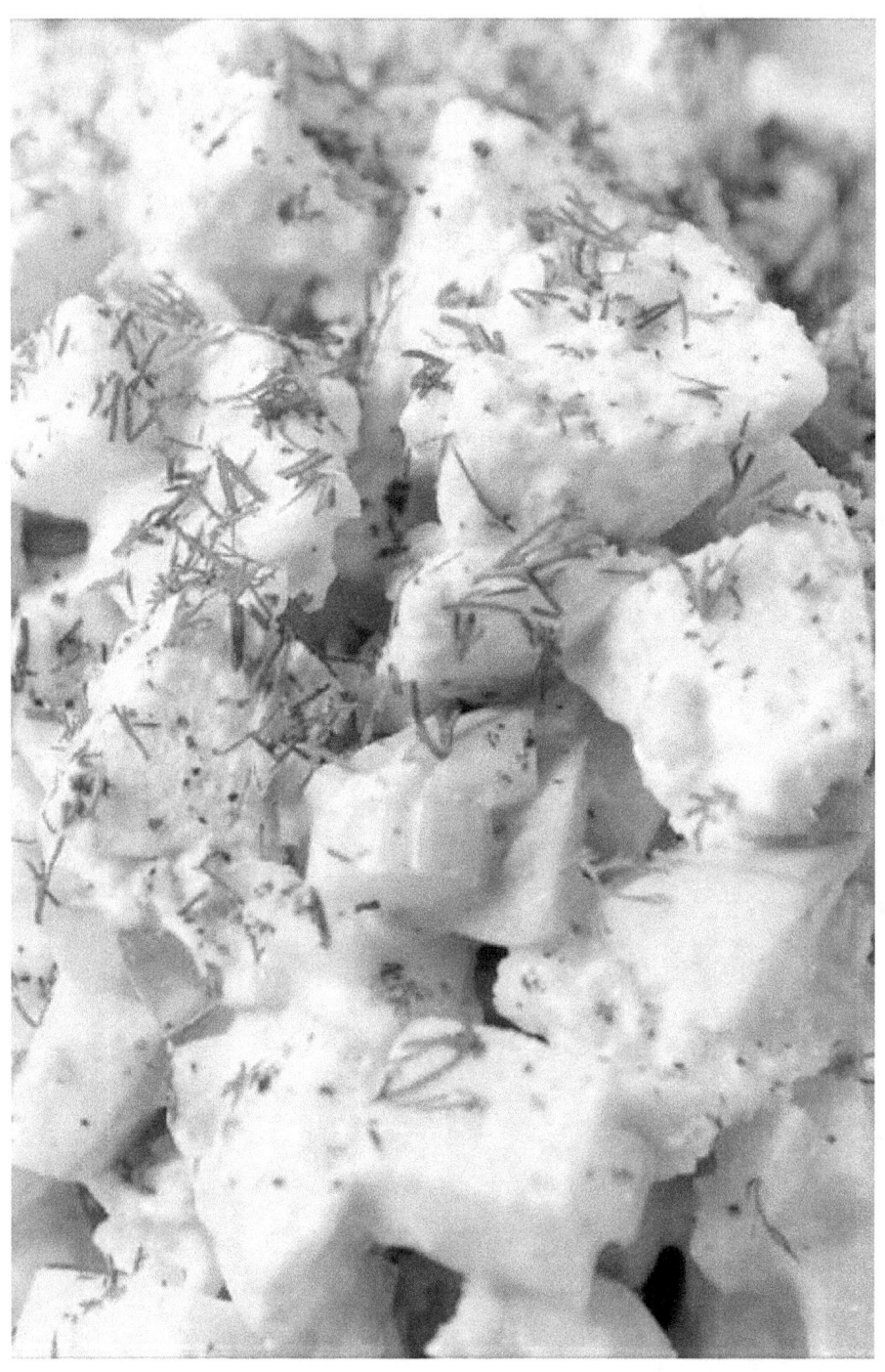

# BLUMENKOHLKNÖDEL MIT KRÄUTERPESTO UND LAMMFLEISCH

VORBEREITUNG:45 Minuten kochen: 15 Minuten backen: 10 Minuten ergibt: 6 Portionen

DIE BLUMENKOHLBECHER SIND SEHR LEICHTUND AUSSCHREIBUNGEN. VIELLEICHT MÖCHTEN SIE DIESEN LECKEREN SNACK MIT GABELN SERVIEREN, DAMIT DIE GÄSTE AUCH DEN LETZTEN BISSEN ESSEN KÖNNEN – UND TROTZDEM IHR GUTES BENEHMEN BEWAHREN.

2 Esslöffel raffiniertes Kokosöl, geschmolzen

4 Tassen grob gehackter frischer Blumenkohl

2 große Eier

½ Tasse Mandelmehl

¼ TL schwarzer Pfeffer

4 rote Zwiebeln

12 Unzen Lamm oder Schweinefleisch

3 Knoblauchzehen, gehackt

12 Kirsch- oder Traubentomaten, geviertelt

1 TL mediterrane Gewürze (sieheRezept)

¾ Tasse dicht gepackter frischer Koriander

½ Tasse dicht gepackte frische Petersilie

¼ Tasse dicht gepackte frische Minze

⅓ Tasse Pinienkerne, geröstet (sieheSpitze)

¼ Tasse Olivenöl

1. Den Ofen auf 200 °C (425 °F) vorheizen. Den Boden und die Seiten von zwölf 2½-Zoll-Muffinförmchen mit Kokosöl bestreichen. Beiseite legen. Blumenkohl in eine Küchenmaschine geben. Abdecken und mixen, bis der Blumenkohl fein gehackt, aber nicht zerdrückt ist. Füllen Sie einen großen Topf bis zu einer Höhe von 2,5 cm mit Wasser. zum Kochen kommen. Stellen Sie einen

Dampfgareinsatz in einen Topf über dem Wasser. Blumenkohl in den Dampfgareinsatz geben. Abdecken und 4 bis 5 Minuten dämpfen, bis es weich ist. Nehmen Sie den Blumenkohl-Dampfkorb aus der Pfanne und stellen Sie ihn auf einen großen Teller. Den Blumenkohl etwas abkühlen lassen.

2. Eier in einer großen Schüssel mit einem Schneebesen leicht schlagen. Den abgekühlten Blumenkohl, Mandelmehl und Pfeffer unterrühren. Die Blumenkohlmischung gleichmäßig in die vorbereiteten Muffinförmchen füllen. Drücken Sie den Blumenkohl mit den Fingern und der Rückseite eines Löffels in den Boden und an den Seiten der Tassen.

3. Blumenkohlbecher 10 bis 15 Minuten backen oder bis die Blumenkohlbecher leicht gebräunt und die Mitte fest sind. Auf einen Rost legen, aber nicht aus der Pfanne nehmen.

4. In der Zwischenzeit die Zwiebel in dünne Scheiben schneiden und dabei die weiße Unterseite von der grünen Oberseite trennen. Lammfleisch, in Scheiben geschnittene weiße Basis aus roten Zwiebeln und Knoblauch in einer großen Pfanne bei mittlerer bis hoher Hitze kochen, bis es gar ist, dabei mit einem Holzlöffel umrühren, um das Fleisch während des Garens aufzulockern. Das Fett abtropfen lassen. Grüne Teile der Zwiebeln, Tomaten und mediterrane Gewürze hinzufügen. 1 Minute kochen und umrühren. Die Lammmischung gleichmäßig in Blumenkohlbecher füllen.

5. Für das Kräuterpesto Koriander, Petersilie, Minze und Pinienkerne in einer Küchenmaschine vermischen. Abdecken und verarbeiten, bis die Mischung fein gehackt ist. Geben Sie bei laufendem Prozessor langsam Öl durch das Einfüllrohr hinzu, bis die Mischung gut vermischt ist.

6. Führen Sie ein dünnes, scharfes Messer über die Ränder der Blumenkohlbecher. Nehmen Sie die Tassen vorsichtig aus der Pfanne und stellen Sie sie auf einen Teller. Das Kräuterpesto über die Blumenkohlbecher gießen.

# SPINAT-ARTISCHOCKEN-DIP

ANFANG BIS ENDE: 20 Minuten ergeben: 6 Portionen

ES SCHEINT, DASS FAST JEDE PARTYBRINGT EINE VERSION SPINAT-ARTISCHOCKEN-DIP AUF DEN TISCH – HEIß ODER KALT – WEIL DIE LEUTE IHN LIEBEN. LEIDER ERWIDERN DIE KOMMERZIELL HERGESTELLTEN VERSIONEN – UND SELBST DIE MEISTEN SELBSTGEMACHTEN VERSIONEN – DIE LIEBE NICHT. DIESER HIER TUT ES.

- 1 Esslöffel natives Olivenöl extra
- 1 Tasse gehackte süße Zwiebel
- 3 Knoblauchzehen, gehackt
- 1 9-Unzen-Schachtel gefrorene Artischockenherzen, aufgetaut
- ¾ Tasse Paleo Mayo (siehe Rezept)
- ¾ Tasse Cashewcreme (siehe Rezept)
- ½ TL fein abgeriebene Zitronenschale
- 2 Teelöffel frischer Zitronensaft
- 2 TL Smoky Spice (siehe Rezept)
- 2 10-Unzen-Boxen gehackter gefrorener Spinat, aufgetaut und gut abgetropft
- Verschiedene gehackte Gemüsesorten wie Gurken, Karotten und rote Paprika

1. Olivenöl in einer großen Pfanne bei mittlerer Hitze erhitzen. Zwiebeln hinzufügen; kochen und etwa 5 Minuten lang rühren, bis es durchscheinend ist. Knoblauch hinzufügen; 1 Minute kochen lassen.

2. In der Zwischenzeit die abgetropften Artischocken in eine Küchenmaschine mit Schneid-/Mixmesser geben. Abdecken und pulsieren, bis es fein gehackt ist; beiseite legen.

3. Paleo Mayo und Cashewcreme in einer kleinen Schüssel vermischen. Zitronenschale, Zitronensaft und Smoky Season unterrühren; beiseite legen.

4. Gehackte Artischocken und Spinat zur Zwiebelmischung in die Pfanne geben. Die Mayonnaise-Mischung einrühren; Wärme durch. Mit gehacktem Gemüse servieren.

# ASIATISCHE FLEISCHBÄLLCHEN MIT STERNANIS-DIP

VORBEREITUNG:30 Minuten Garzeit: 5 Minuten pro Portion ergeben: 8 Portionen

FÜR DIESES REZEPT BENÖTIGEN SIESTIELE UND RIPPEN VON 1 BUND SENFGRÜN. BEREITEN SIE ES GLEICHZEITIG MIT DEN MIT SESAM GESPRENKELTEN SENFGRÜN-POMMES ZU (SIEHE<u>REZEPT</u>) ODER BEGINNEN SIE MIT VIEL SENFGRÜN UND HACKEN SIE DIE KLEINEREN BLÄTTER ZUSAMMEN MIT DEN STIELEN UND RIPPEN FÜR DIE FLEISCHBÄLLCHEN – UND BEWAHREN SIE DIE GRÖßEREN BLÄTTER AUF, UM SIE MIT KNOBLAUCH ALS SCHNELLE BEILAGE ZU VERRÜHREN.

Stiele und Rippen von 1 Bund Senfgrün
1 6-Zoll-Stück frischer Ingwer, geschält und in Scheiben geschnitten
12 Unzen Schweinefleisch
12 Unzen gemahlener Truthahn (dunkles und weißes Fleisch)
½ Teelöffel schwarzer Pfeffer
4 Tassen Rinderknochenbrühe (siehe<u>Rezept</u>) oder Rinderbrühe ohne Salz
2 Sternanis
½ Tasse fein gehackte Zwiebel
3 Teelöffel fein geriebene Orangenschale
2 Esslöffel Apfelessig
1 Teelöffel scharfes Chile-Öl (siehe<u>Rezept</u>, unten) (optional)
8 Wirsingblätter
1 EL fein gehackte Zwiebel
2 TL zerstoßener roter Pfeffer

1. Stiele und Rippen des Senfgrüns grob hacken; in eine Küchenmaschine geben. Abdecken und verarbeiten, bis es fein gehackt ist. (Sie sollten 2 Tassen haben.) In eine große Schüssel geben. Geben Sie den geschnittenen Ingwer in die

Küchenmaschine. abdecken und verarbeiten, bis es zerkleinert ist. Geben Sie ¼ Tasse gehackten Ingwer, Schweinefleisch, Putenhackfleisch und schwarzen Pfeffer in die Schüssel. Leicht vermischen, bis alles gut vermischt ist. Aus der Fleischmischung 32 kleine Fleischbällchen formen. Für jedes Fleischbällchen etwa 1 Esslöffel Fleischmischung verwenden.

2. Für die Sternanissauce in einem mittelgroßen Topf 2 Esslöffel gehackten Ingwer, 2 Tassen Rinderknochenbrühe, 1 Sternanis, ¼ Tasse rote Zwiebel, 2 Teelöffel Orangenschale und Apfelessig vermischen und, falls gewünscht, das Hot Chile Oil. Zum Kochen bringen; Fieber senken. Zugedeckt köcheln lassen, während die Fleischbällchen gar sind.

3. In der Zwischenzeit in einem anderen mittelgroßen Topf die restlichen 2 Esslöffel gehackten Ingwer, 2 Tassen Brühe, 1 Sternanis, ¼ Tasse rote Zwiebel und 1 Teelöffel Orangenschale vermischen. Zum Kochen bringen; Fügen Sie so viele Fleischbällchen hinzu, wie in der Kochflüssigkeit schwimmen, ohne dass sie überlaufen. Fleischbällchen 5 Minuten kochen; Mit einer Schüssel herausnehmen. Halten Sie gekochte Fleischbällchen in einer Schüssel warm, während Sie die restlichen Fleischbällchen kochen. Kochflüssigkeit entsorgen.

4. Die Dip-Sauce vom Herd nehmen. Feststoffe sieben und entsorgen.

5. Zum Servieren ein Kohlblatt auf einen Vorspeisenteller legen und auf jedes Blatt 4 Fleischbällchen legen. Mit warmer Dip-Sauce bestreichen; Mit Zwiebeln und gehackter roter Paprika bestreuen.

Heißes Chile-Öl: 2 Esslöffel Sonnenblumenöl in einem kleinen Topf bei mittlerer Hitze erhitzen; Fügen Sie 2 TL zerstoßene rote

Paprika und 2 ganze getrocknete Ancho-Chilis hinzu. 1 Minute kochen lassen oder bis die Chilis anfangen zu brutzeln (nicht bräunen lassen, sonst müssen Sie von vorne beginnen). Fügen Sie ¾ Tasse Sonnenblumenöl hinzu; erhitzen, bis alles durchgegangen ist. Vom Herd nehmen; auf Raumtemperatur abkühlen lassen. Öl durch ein feinmaschiges Sieb passieren; Werfen Sie die Chilis weg. Bewahren Sie das Öl bis zu drei Wochen lang in einem luftdichten Behälter oder Glas im Kühlschrank auf.

# TEUFELSEIER

ANFANG BIS ENDE: 25 Minuten ergeben: 12 Portionen

WENN SIE SICH FÜR DIE WASABI-TEUFELSEIER ENTSCHEIDEN, ACHTEN SIE UNBEDINGT AUF WASABI-PULVER, DAS NUR NATÜRLICHE INHALTSSTOFFE, KEIN SALZ UND KEINE KÜNSTLICHEN FARBSTOFFE ENTHÄLT. WASABI IST EINE WURZEL, DIE GERIEBEN UND FRISCH VERWENDET ODER GETROCKNET UND ZU PULVER GEMAHLEN WIRD. WÄHREND 100 % WASABI-PULVER AUSSERHALB JAPANS SCHWER ZU FINDEN UND SEHR TEUER IST, GIBT ES WASABI-PULVER, DIE NUR WASABI, MEERRETTICH UND TROCKENEN SENF ENTHALTEN.

- 6 hartgekochte Eier, geschält*
- ¼ Tasse Paleo Mayo (siehe Rezept)
- 1 Teelöffel Dijon-Senf (siehe Rezept)
- 1 Teelöffel Apfelessig oder Weißweinessig
- ½ Teelöffel schwarzer Pfeffer
- Geräucherter Paprika oder frische Petersilienzweige

1. Ein Ei horizontal halbieren. Eigelb entfernen und in eine mittelgroße Schüssel geben. Das Eiweiß auf einem Servierteller anrichten.

2. Das Eigelb mit einer Gabel zerdrücken. Paleo Mayo, Dijon-Senf, Essig und schwarzen Pfeffer unterrühren. Gut mischen.

3. Die Eigelbmischung in die Hälfte des Eiweißes geben. Abdecken und bis zum Servieren im Kühlschrank aufbewahren. Mit Pfefferzweigen oder Petersilie garnieren.

Wasabi-Teufelsei: Bereiten Sie es wie angegeben zu, lassen Sie jedoch den Dijon-Senf weg und verwenden Sie ¼ Tasse plus 1 Teelöffel Paleo Mayo. Mischen Sie in einer kleinen Schüssel 1 TL Wasabi-Pulver und 1 TL Wasser zu einer Paste. Zusammen mit ¼ Tasse dünn geschnittener Zwiebel unter die Eigelbmischung rühren. Mit geschnittenen Zwiebeln garnieren.

Chipotle Deviled Egg: Bereiten Sie es wie angegeben vor, rühren Sie jedoch ¼ Tasse fein gehackten Koriander, 2 Esslöffel fein gehackte rote Zwiebeln und ½ Teelöffel gemahlene Chipotle-Chilischote in die Eigelbmischung. Mit zusätzlich zerstoßener Chipotle-Chilischote bestreuen.

Avocado-Ranch Deviled Eggs: Reduzieren Sie Paleo Mayo auf 2 Esslöffel und lassen Sie Senf und Essig nach Dijon-Art weg. Rühren Sie ¼ Tasse zerdrückte Avocado, 2 Esslöffel gehackten frischen Schnittlauch, 1 Esslöffel frischen Limettensaft, 1 Esslöffel gehackte Petersilie, 1 Teelöffel geriebener Dill, ½ Teelöffel Zwiebelpulver und ¼ Teelöffel Knoblauchpulver in die Eigelbmischung. Mit fein gehacktem Schnittlauch garnieren.

*Tipp: Um Eier hart zu kochen, legen Sie die Eier in einer einzigen Schicht in einen großen Topf. 2,5 cm mit kaltem Wasser bedecken. Bei starker Hitze zum Kochen bringen. Vom Herd nehmen. Abdecken und 15 Minuten stehen lassen; Abfluss Lassen Sie kaltes Wasser über die Eier laufen; wieder abtropfen lassen.

# GERÖSTETE AUBERGINEN- UND ROMESCO-BRÖTCHEN

VORBEREITUNG: 45 Minuten Backen: 10 Minuten Backen: 15 Minuten Ergibt: etwa 24 Brötchen

ROMESCO IST EINE TRADITIONELLE SPANISCHE SAUCEHERGESTELLT AUS GERÖSTETEN ROTEN PAPRIKA, PÜRIERT MIT TOMATEN, OLIVENÖL, MANDELN UND KNOBLAUCH. DIESES REZEPT ERGIBT ETWA 2½ TASSEN SOßE. BEWAHREN SIE ÜBRIG GEBLIEBENE SOßE IN EINEM DICHT VERSCHLOSSENEN BEHÄLTER IM KÜHLSCHRANK BIS ZU 1 WOCHE AUF. FÜR GEBRATENES ODER GEGRILLTES FLEISCH, GEFLÜGEL, FISCH ODER GEMÜSE VERWENDEN.

- 3 rote Paprika, halbiert, Stiele entfernt und Kerne entfernt
- 4 Roma-Tomaten, entkernt
- 1 1 Pfund Aubergine, Enden abgeschnitten
- ½ Tasse natives Olivenöl extra
- 1 EL mediterrane Gewürze (siehe Rezept)
- ¼ Tasse Mandeln, geröstet (siehe Spitze)
- 3 Esslöffel geröstete Knoblauchvinaigrette (siehe Rezept)
- Natives Olivenöl extra

1. Für die Romesco-Sauce den Grill vorheizen, wobei der Rost 10 bis 12 cm vom Heizelement entfernt ist. Ein Backblech mit Alufolie auslegen. Legen Sie die Paprika mit der Schnittfläche nach unten und die Tomaten auf das vorbereitete Backblech. Etwa 10 Minuten lang braten oder bis die Haut schwarz wird. Entfernen Sie das Backblech vom Kohl und legen Sie das Gemüse in die Aluminiumfolie. beiseite legen.

2. Reduzieren Sie die Ofentemperatur auf 400 °F. Schneiden Sie die Aubergine mit einer Mandoline oder einem Hobel der Länge nach in ¼-Zoll-Scheiben. (Sie sollten etwa 12 bis 14 Scheiben haben.) Zwei Backbleche mit Folie auslegen; Legen Sie die Auberginenscheiben in einer Schicht auf die vorbereiteten Backbleche. Beide Seiten der Auberginenscheiben mit Olivenöl bestreichen; Mit mediterranem Gewürz bestreuen. Etwa 15 Minuten backen oder bis sie weich sind, dabei die Scheiben einmal wenden. Stellen Sie die gebackene Aubergine zum Abkühlen beiseite.

3. Die gerösteten Paprikaschoten und Tomaten, die Mandeln und die geröstete Knoblauchvinaigrette in einer Küchenmaschine pürieren. Abdecken und glatt rühren, dabei nach Bedarf Olivenöl hinzufügen, um eine glatte Soße zu erhalten.

4. Jede geröstete Auberginenscheibe mit etwa 1 Teelöffel Romesco-Sauce bestreichen. Beginnen Sie mit dem kurzen Ende der gerösteten Auberginenscheiben, rollen Sie jede Scheibe spiralförmig und schneiden Sie sie quer in zwei Hälften. Befestigen Sie jede Rolle mit einem Holzzahnstocher.

# VEGGIE-RINDFLEISCH-WRAPS

ANFANG BIS ENDE: 15 Minuten: 6 Portionen (12 Wraps)

DIESE KNUSPRIGEN BRÖTCHEN SCHMECKEN BESONDERS GUTHERGESTELLT AUS RESTEN VON LANGSAM GERÖSTETEM RINDERFILET (SIEHE REZEPT). DAS ABKÜHLEN DES FLEISCHES VOR DEM SCHNEIDEN TRÄGT DAZU BEI, DASS ES SAUBERER GESCHNITTEN WIRD, SODASS DIE RINDFLEISCHSCHEIBEN SO DÜNN WIE MÖGLICH WERDEN.

1 kleine rote Paprika, geputzt, halbiert und entkernt
2 3-Zoll-Stücke englische Gurke, der Länge nach halbiert und entkernt
2 3-Zoll-Karottenstücke, geschält
½ Tasse Daikon-Rettichsprossen
1 Pfund übrig gebliebenes Roastbeef oder anderes übrig gebliebenes Roastbeef, gekühlt
1 Avocado, geschält, entkernt und in 12 Scheiben geschnitten
Chimichurri-Sauce (siehe Rezept)

1. Rote Paprika, Gurke und Karotte in lange, streichholzgroße Stücke schneiden.

2. Das Roastbeef in dünne Scheiben schneiden (Sie benötigen 12 Scheiben). Wenn nötig, schneiden Sie die Scheiben zu, sodass etwa 10 x 5 cm große Stücke entstehen. Für jeden Wrap 4 Rindfleischscheiben in einer Schicht auf eine saubere, trockene Arbeitsfläche legen. In der Mitte jedes Abschnitts befinden sich eine Avocadoscheibe, ein Stück rote Paprika, ein Stück Gurke, ein Stück Karotte und einige Sprossen. Das Rindfleisch aufrollen und über das Gemüse legen. Legen Sie die Verpackung auf eine Schüssel und nähen Sie die Seiten fest (befestigen Sie die Verpackung ggf. mit Zahnstochern). Wiederholen Sie den Vorgang zweimal, um insgesamt 12 Wraps zu erhalten. Zum Dippen mit Chimichurri-Sauce servieren.

# JAKOBSMUSCHELN UND AVOCADO-ENDIVIEN-HÄPPCHEN

ANFANG BIS ENDE: 25 Minuten ergeben: 24 Vorspeisen

AUS ENDIVIENBLÄTTERN LASSEN SICH TOLLE KUGELN HERSTELLEN ZUM GABELFREIEN VERZEHR VON FÜLLUNGEN ALLER ART. HIER BEHALTEN SIE DEN ZITRISCHEN AVOCADO-PAPRIKA-GESCHMACK BEI, GEKRÖNT VON SCHNELL ANGEBRATENEN CAJUN-JAKOBSMUSCHELN. DAS ERGEBNIS IST CREMIG UND KNUSPRIG, KALT UND HEIß ZUGLEICH.

1 Pfund frische oder gefrorene Jakobsmuscheln
1 bis 2 Teelöffel Cajun-Gewürz (siehe Rezept)
24 mittelgroße bis große Endivienblätter (3 bis 4 Endivienköpfe)*
1 reife Avocado, geschält, entkernt und gehackt
1 rote oder orange Paprika, fein gehackt
2 Frühlingszwiebeln, gehackt
2 Esslöffel helle Zitrusvinaigrette (siehe Rezept) oder frischer Zitronensaft
1 Esslöffel natives Olivenöl extra

1. Jakobsmuscheln auftauen, falls sie gefroren sind. Jakobsmuscheln abspülen und mit einem Papiertuch trocknen. In einer mittelgroßen Schüssel Jakobsmuscheln mit Cajun-Gewürz vermischen; beiseite legen.

2. Die Endivienblätter auf einer großen Schüssel anrichten. In einer mittelgroßen Schüssel Avocado, Paprika, Frühlingszwiebeln und Bright Citrus Vinaigrette vorsichtig vermischen. Auf die Entenblätter löffeln.

3. Olivenöl in einer großen Pfanne bei mittlerer bis hoher Hitze erhitzen.** Jakobsmuscheln hinzufügen; 1 bis 2 Minuten kochen lassen oder bis es undurchsichtig ist, dabei häufig umrühren. Die

Jakobsmuscheln über die Avocadomischung auf den Endivienblättern legen. Sofort servieren oder abdecken und bis zu 2 Stunden kalt stellen. Ergibt 24 Vorspeisen.

*Hinweis: Bewahren Sie die kleineren Blätter auf, um sie zu hacken und in einen Salat zu geben.

**Hinweis: Jakobsmuscheln haben eine feine Konsistenz und bleiben beim Kochen leicht kleben. Eine gut eingebrannte Gusseisenpfanne mit antihaftbeschichteter Oberfläche ist für diese Aufgabe eine gute Wahl.

# KRÄUTER-AUSTERNPILZ-CHIPS MIT ZITRONEN-AÏOLI

VORBEREITUNG:10 Minuten Backen: 30 Minuten Kühlen: 5 Minuten Ergibt: 4 bis 6 Portionen

MACHEN SIE DIESE IM FRÜHLING UND HERBST,WENN AUSTERNPILZE REICHLICH VORHANDEN SIND. AUSTERNPILZE SIND NICHT NUR SEHR LECKER, WENN SIE MIT OLIVENÖL UND FRISCHEN KRÄUTERN GERÖSTET WERDEN, SONDERN SIND AUCH EINE AUSGEZEICHNETE PROTEINQUELLE – BIS ZU 30 % PROTEIN IM TROCKENGEWICHT – UND ENTHALTEN EINE VERBINDUNG NAMENS LOVASTATIN, DIE ZUR SENKUNG DES CHOLESTERINSPIEGELS IM BLUT BEITRAGEN KANN.

1 Pfund Austernpilze, entstielt

2 Esslöffel natives Olivenöl extra

3 Esslöffel geriebener frischer Rosmarin, Thymian, Salbei und/oder Oregano

½ Tasse Paleo Aïoli (Knoblauch-Mayo) (sieheRezept)

½ TL fein abgeriebene Zitronenschale

1 Esslöffel frischer Zitronensaft

1. Ofen auf 400 °F vorheizen. Stellen Sie den Metallrost auf ein großes Backblech. beiseite legen. Pilze, Olivenöl und frische Kräuter in einer großen Schüssel vermischen. Umrühren, um die Pilze gleichmäßig zu bedecken. Die Pilze in einer einzigen Schicht auf einem Rost im Ofen verteilen.

2. 30 bis 35 Minuten backen oder bis die Pilze braun, brutzelnd und leicht knusprig sind. Vor dem Servieren 5 bis 10 Minuten abkühlen lassen (die Pilze werden beim Abkühlen knusprig).

3. Für das Zitronen-Aïoli Paleo Aïoli, Zitronenschale und Zitronensaft in einer kleinen Schüssel vermischen. Mit Pilzchips servieren.

# WURZELGEMÜSECHIPS

### ANFANG BIS ENDE: 30 MINUTEN

DIESE KNUSPRIGEN POMMES SIND ETWAS GANZ BESONDERESGENAUSO LECKER WIE DIE, DIE SIE IN DER TÜTE KAUFEN – OHNE IN POTENZIELL UNGESUNDEN ÖLEN (WIE RAPS ODER DISTEL) FRITTIERT UND MIT SALZZUSATZ GEWÜRZT ZU WERDEN. BEGINNEN SIE MIT SEHR DÜNNEN SCHEIBEN, UM SIE MÖGLICHST KNUSPRIG ZU MACHEN.

- Süßkartoffeln, Rüben, Pastinaken, Karotten, Rüben, Pastinaken oder Steckrüben, geschrubbt und geschält
- Natives Olivenöl extra
- Gewürzmischung Ihrer Wahl (sieheRezepte)

1. Schneiden Sie das/die Gemüse(n) mit einer Mandoline oder einem scharfen Kochmesser in dünne Scheiben von 1/16 bis 1/32 Zoll. Legen Sie die Scheiben in eine Schüssel mit Eiswasser und entfernen Sie dabei die Stärke von der Oberfläche der Scheiben.

2. Trocknen Sie die Scheiben mit einer Salatschleuder (oder trocknen Sie sie zwischen Papiertüchern oder sauberen Baumwolltüchern). Legen Sie einen mikrowellengeeigneten Teller mit einem Papiertuch aus. Ordnen Sie so viele Gemüsescheiben wie möglich an, ohne den Teller zu berühren. Mit Olivenöl bestreichen und leicht mit Gewürzen bestreuen.

3. 3 Minuten lang auf höchster Stufe in der Mikrowelle erhitzen. Drehen Sie die Scheiben um und stellen Sie sie 2 bis 3 Minuten lang auf mittlerer Stufe in die Mikrowelle. Entfernen Sie dabei alle Scheiben, die schnell braun werden. In mittleren 1-Minuten-Intervallen weitergaren, bis die Chips knusprig und leicht gebräunt sind. Dabei darauf achten, dass die Gewürze nicht

anbrennen. Lassen Sie die gekochten Chips auf einem Teller abkühlen, bis sie vollständig knusprig sind, und geben Sie sie dann in eine Schüssel. Mit den restlichen Gemüsescheiben wiederholen.

# MIT SESAM GESPRENKELTE SENFGRÜN-POMMES

VORBEREITUNG: 10 Minuten  Backen: 20 Minuten  Ergibt: 4 bis 6 Portionen

DIES ÄHNELT KNUSPRIGEN GRÜNKOHLCHIPSABER EMPFINDLICHER. UM SIE KNUSPRIG ZU HALTEN, BEWAHREN SIE SIE IN EINER AUFGEROLLTEN PAPIERTÜTE AUF UND NICHT IN EINEM FEST VERSCHLOSSENEN BEHÄLTER, DA SIE SONST WELKEN.

- 1 Bund Senfgrün, Stiele und Rippen entfernt*
- 2 Esslöffel natives Olivenöl extra
- 2 TL weiße Sesamkörner
- 1 TL schwarze Sesamkörner

1. Backofen auf 300 °F vorheizen. Zwei 15×10×1 Zoll große Backformen mit Backpapier auslegen.

2. Das Senfgrün in mundgerechte Stücke zupfen. Gemüse und Olivenöl in einer großen Schüssel vermischen. Zum Überziehen umrühren und das Öl vorsichtig über die Oberfläche der Blätter reiben. Mit Sesamkörnern bestreuen; Zum Beschichten leicht umrühren.

3. Senfblätter in einer Schicht auf den vorbereiteten Backformen verteilen. Etwa 20 Minuten lang backen oder bis es dunkel und knusprig ist, dabei einmal wenden. Sofort servieren oder gekühlt bis zu 3 Tage in einer Papiertüte aufbewahren.

*Hinweis: Die Stiele und Rippen können für die Zubereitung der asiatischen Fleischbällchen mit Sternanis-Dip verwendet werden (siehe Rezept).

# WÜRZIG GERÖSTETE PEPITAS

VORBEREITUNG: 5 Minuten Backen: 20 Minuten Ergibt: 2 Tassen

DAS IST GENAU DAS RICHTIGE ZUM KNABBERN WENN SIE HUNGRIG SIND UND MITTEN IM ABENDESSEN. PEPITAS SIND GESCHÄLTE KÜRBISKERNE, SIE KÖNNEN SIE ABER AUCH DURCH NÜSSE WIE MANDELN ODER PEKANNÜSSE ERSETZEN, WENN SIE MÖCHTEN.

1 Eiweiß
2 Teelöffel frischer Limettensaft
1 Teelöffel gemahlener Kreuzkümmel
½ Teelöffel Chilipulver ohne Salz
½ TL geräuchertes Paprikapulver
½ Teelöffel schwarzer Pfeffer
¼ Teelöffel Cayennepfeffer
¼ TL gemahlener Zimt
2 Tassen rohe Pepitas (geschälte Kürbiskerne)

1. Backofen auf 350 °F vorheizen. Ein Backblech mit Backpapier auslegen; beiseite legen.

2. In einer mittelgroßen Schüssel das Eiweiß schaumig schlagen. Limettensaft, Kreuzkümmel, Chilipulver, Paprika, schwarzen Pfeffer, Cayennepfeffer und Zimt hinzufügen. Schlagen, bis alles gut vermischt ist. Pepitas hinzufügen. Rühren, bis alle Pepitas gut bedeckt sind. Die Pepitas gleichmäßig auf dem vorbereiteten Backblech verteilen.

3. Unter häufigem Rühren etwa 20 Minuten backen oder bis es goldbraun und knusprig ist. Während die Pepitas noch heiß sind, eventuelle Klumpen abtrennen.

4. Vollständig abkühlen lassen. In einem luftdichten Behälter bei Raumtemperatur bis zu 1 Woche lagern.

# KRÄUTER-CHIPOTLE-NÜSSE

VORBEREITUNG:10 Minuten backen: 12 Minuten ergeben: 4 bis 6 Portionen (2 Tassen)

CHIPOTLE-CHILIS SIND GETROCKNETE, GERÄUCHERTE JALAPEÑOS.OBWOHL SIE IN IHRER REINSTEN FORM IN ADOBO-SAUCE – DIE ZUCKER, SALZ UND SOJAÖL ENTHÄLT – IN DOSEN SEHR BELIEBT GEWORDEN SIND, GIBT ES AUßER DEN CHILIS SELBST KEINE ANDEREN ZUTATEN. SIE VERLEIHEN DEM ESSEN EINEN WUNDERBAREN, DAMPFEND SCHARFEN GESCHMACK.

- 1 Eiweiß
- 2 Esslöffel natives Olivenöl extra
- 2 Teelöffel gehackter frischer Thymian
- 1 Teelöffel gehackter frischer Rosmarin
- 1 Teelöffel gemahlener Chipotle-Chilischoten
- 1 Teelöffel fein geriebene Orangenschale
- 2 Tassen ungesalzene ganze Nüsse (Mandeln, Pekannüsse, Walnüsse und/oder Cashewnüsse)

1. Backofen auf 350 °F vorheizen. Eine 15×10×1 Zoll große Auflaufform mit Folie auslegen; Stellen Sie die Pfanne beiseite.

2. In einer mittelgroßen Schüssel das Eiweiß schaumig schlagen. Olivenöl, Thymian, Rosmarin, zerstoßenen Chipotle-Pfeffer und Orangenschale hinzufügen. Schlagen, bis alles gut vermischt ist. Erdnüsse hinzufügen und verrühren. Die Nüsse in einer einzigen Schicht in der vorbereiteten Auflaufform verteilen.

3. 20 Minuten backen oder bis die Nüsse goldbraun und knusprig sind, dabei häufig umrühren. Noch warm alle Klumpen trennen. Vollständig abkühlen lassen.

4. In einem luftdichten Behälter bei Raumtemperatur bis zu 1 Woche lagern.

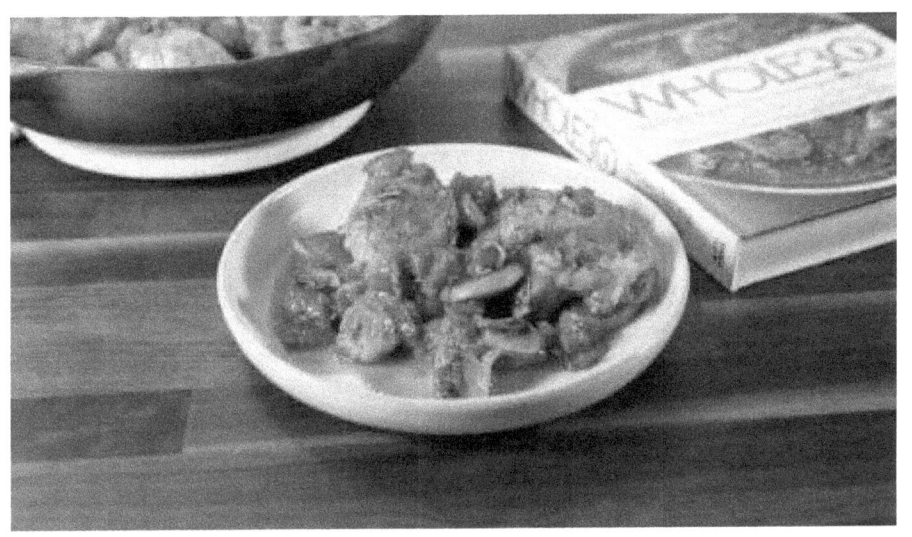

# GERÖSTETE ROTE PAPRIKA „HUMMUS" MIT GEMÜSE

VORBEREITUNG:20 Minuten braten: 20 Minuten stehen lassen: 15 Minuten ergibt: 4 Portionen

WENN SIE MÖCHTEN, KÖNNEN SIE ERSTELLENDIESER AROMATISCHE DIP KANN BIS ZU 3 TAGE IM VORAUS ZUBEREITET WERDEN. BEREITEN SIE ES WIE IN SCHRITT 2 BESCHRIEBEN VOR UND GEBEN SIE ES DANN IN EINE SCHÜSSEL. ABDECKEN UND BIS ZU 2 TAGE IM KÜHLSCHRANK LAGERN. KURZ VOR DEM SERVIEREN DIE PETERSILIE UNTERRÜHREN.

- 1 mittelgroße rote Paprika, entkernt und geviertelt
- 3 Knoblauchzehen, geschält
- ¼ TL natives Olivenöl extra
- ½ Tasse gehobelte Mandeln
- 3 Esslöffel Pinienkerne
- 2 Esslöffel Pinienkernbutter (sieheRezept)
- 1 Teelöffel fein abgeriebene Zitronenschale
- 2 bis 3 Esslöffel frischer Zitronensaft
- ¼ Tasse gehackte frische Petersilie
- Frische Gemüsesticks (Karotten, Paprika, Gurken, Sellerie und/oder Zucchini)

1. Den Ofen auf 200 °C (425 °F) vorheizen. Eine kleine Auflaufform mit Folie auslegen; Die Paprikaviertel mit der Schnittseite nach unten auf die Folie legen. Legen Sie eine Knoblauchzehe auf ein kleines Stück Folie. Olivenöl darüber träufeln. Wickeln Sie Aluminiumfolie um die Knoblauchzehen. Ein Päckchen Knoblauch mit den Pfeffervierteln in die Pfanne geben. Paprika und Knoblauch 20 bis 25 Minuten rösten, bis die Paprikaschoten verkohlt und sehr weich sind. Legen Sie die Knoblauchpackung zum Abkühlen auf einen Rost. Legen Sie die Folie rund um die

Paprikaviertel nach oben und falten Sie die Ränder zusammen, um sie zu verschließen. Lassen Sie es etwa 15 Minuten stehen oder bis es abgekühlt genug ist, um es anfassen zu können. Lösen Sie die Ränder der Paprikaschalen mit einem scharfen Messer. Die Schale vorsichtig in Streifen abziehen und wegwerfen.

2. In der Zwischenzeit die Pinienkerne in einer kleinen Pfanne bei mittlerer Hitze 3 bis 5 Minuten rösten, bis sie leicht geröstet sind. Etwas abkühlen.

3. Geröstete Nüsse in eine Küchenmaschine geben. Abdecken und verarbeiten, bis es fein gehackt ist. Pfefferviertel, Knoblauchzehen, Pinienkernbutter, Zitronenschale und Zitronensaft hinzufügen. Abdecken und zu einer sehr glatten Masse verarbeiten, dabei gelegentlich anhalten und den Schüsselrand abkratzen.

4. Geben Sie die Nussmischung in eine Schüssel. Petersilie unterrühren. Mit frischem Gemüse zum Dippen servieren.

# EISGEKÜHLTER SÜßER INGWER-HIBISKUS-TEE

VORBEREITUNG: 10 Minuten stehen lassen: 20 Minuten ergeben: 6 (8 Unzen) Portionen

GETROCKNETE HIBISKUSBLÜTEN SIND EIN SEHR ERFRISCHENDES, AROMATISIERTER TEE, DER IN MEXIKO UND ANDEREN TEILEN DER WELT BELIEBT IST. DAS TRINKEN MIT INGWER GIBT IHM EINEN KLEINEN KICK. UNTERSUCHUNGEN HABEN GEZEIGT, DASS HIBISKUS SICH POSITIV AUF DIE AUFRECHTERHALTUNG EINES GESUNDEN BLUTDRUCKS UND CHOLESTERINS AUSWIRKT – UND DASS ER SEHR VIEL VITAMIN C ENTHÄLT.

6 Tassen kaltes Wasser

1 Tasse ungeschnittene, getrocknete Hibiskusblüten (Flor de Jamaica)

2 Esslöffel grob geriebener, geschälter frischer Ingwer

Eiswürfel

Orangen- und Limettenscheiben

1. 2 Tassen Wasser zum Kochen bringen. Hibiskusblüten und Ingwer in einem großen Behälter vermischen. Die Hibiskusmischung mit kochendem Wasser übergießen; abdecken und 20 Minuten stehen lassen.

2. Die Mischung durch ein feinmaschiges Sieb in einen großen Krug abseihen. Feststoffe entsorgen. Fügen Sie die restlichen 4 Tassen kaltes Wasser hinzu; gut mischen.

3. Tee in hohen Gläsern auf Eis servieren. Mit Orangen- und Limettenscheiben garnieren.

# ERDBEER-MELONE-MINZE AGUA FRESCA

ANFANG BIS ENDE: 20 Minuten ergeben: etwa 8 Portionen (10 Tassen)

AGUA FRESCA BEDEUTET „FRISCHES WASSER" AUF SPANISCH, UND WENN SIE ZUR ERFRISCHUNG WASSER HINZUFÜGEN KÖNNEN, DANN IST ES DAS. DIE MEISTEN AGUA FRESCAS ENTHALTEN ZUSÄTZLICH ZU DEN FRÜCHTEN AUCH ZUCKER, SIE BASIEREN JEDOCH NUR AUF DEM NATÜRLICHEN ZUCKER IN DEN FRÜCHTEN. AN EINEM HEIßEN TAG SCHMECKT NICHTS BESSER – UND SIE SIND EIN TOLLES ALKOHOLFREIES PARTYGETRÄNK.

2 Pfund frische Erdbeeren, geschält und halbiert

3 Tassen gewürfelte Honigmelone

6 Tassen kaltes Wasser

1 Tasse frische Minzblätter, zerrissen

Saft von 2 Limetten, plus Spalten zum Servieren

Eiswürfel

Minzzweige

Kalkboote

1. Erdbeeren, Melone und 2 Tassen Wasser in einen Mixer geben. Abdecken und glatt rühren. Die Mischung durch ein feinmaschiges Sieb in einen Krug oder ein großes Glasgefäß abseihen. Feststoffe entsorgen.

2. Mischen Sie 1 Tasse Minzblätter, Limettensaft und 1 Tasse Wasser im Mixer. Die Mischung durch ein feinmaschiges Sieb in die Erdbeer-Melonen-Mischung gießen.

3. 3 Tassen Wasser einrühren. Sofort servieren oder bis zum Servieren im Kühlschrank aufbewahren. In hohen Gläsern auf Eis servieren. Mit Minzzweigen und Limettenspalten garnieren.

# WASSERMELONE UND BLAUBEER-AGUA FRESCA

VORBEREITUNG: 20 Minuten kühl: 2 bis 24 Stunden Ergibt: 6 Portionen

DAS FRUCHTPÜREE FÜR DIESES GETRÄNK KANN ZWISCHEN 2 UND 24 STUNDEN GEKÜHLT WERDEN. ES UNTERSCHEIDET SICH GERINGFÜGIG VON EINIGEN AGUA FRESCAS DADURCH, DASS DEN FRÜCHTEN KOHLENSÄUREHALTIGES WASSER BEIGEMISCHT WIRD, UM EIN SPRUDELNDES GETRÄNK ZU ERHALTEN. ACHTEN SIE DARAUF, MINERALWASSER MIT NATÜRLICHER KOHLENSÄURE ZU KAUFEN – KEIN MINERALWASSER ODER SODAWASSER, DAS VIEL NATRIUM ENTHÄLT.

6 Tassen gewürfelte Wassermelone
1 Tasse frische Blaubeeren
¼ Tasse lose verpackte frische Minzblätter
¼ Tasse frischer Limettensaft
12 Unzen natürlich kohlensäurehaltiges Mineralwasser, gekühlt
Eiswürfel
Minzblätter
Limettenscheiben

1. Die gewürfelte Wassermelone, Blaubeeren, ¼ Tasse Minze und Limettensaft in einem Mixer oder einer Küchenmaschine vermischen und bei Bedarf portionsweise verarbeiten. Pürieren, bis eine glatte Masse entsteht. Püriertes Obst 2 bis 24 Stunden im Kühlschrank lagern.

2. Zum Servieren gekühltes kohlensäurehaltiges Wasser in die pürierte Fruchtmischung einrühren. Auf Eis in hohe Gläser füllen. Mit weiteren Minzblättern und Limettenspalten garnieren.

# GURKEN-AGUA FRESCA

VORBEREITUNG: 15 Minuten kalt stellen: 1 Stunde Ergibt: 6 Portionen

## FRISCHES BASILIKUM HAT EINEN LAKRITZGESCHMACK DER WUNDERBAR ZU ALLEN OBSTSORTEN PASST – INSBESONDERE ZU ERDBEEREN, PFIRSICHEN, APRIKOSEN UND MELONEN.

- 1 große kernlose (englische) Gurke, geschält und in Scheiben geschnitten (ca. 2 Tassen)
- 1 Tasse Himbeeren
- 2 reife Aprikosen, halbiert und geviertelt
- ¼ Tasse frischer Limettensaft
- 1 Esslöffel gehacktes frisches Basilikum
- ½ Teelöffel gehackter frischer Thymian
- 2 bis 3 Tassen Wasser
- Eiswürfel

1. Gurke, Himbeeren, Aprikosen, Limettensaft, Basilikum und Thymian in einem Mixer oder einer Küchenmaschine vermischen. 2 Tassen Wasser hinzufügen. Abdecken und mixen oder verarbeiten, bis eine glatte Masse entsteht. Fügen Sie bei Bedarf mehr Wasser hinzu, bis der Geschmack gewünscht ist.

2. Mindestens 1 Stunde oder bis zu 1 Woche im Kühlschrank lagern. In hohen Gläsern auf Eis servieren.

# KOKOS-CHAI

ANFANG BIS ENDE:25 Minuten ergeben: 5 bis 6 Portionen (ca. 5½ Tassen)

DIESER CHAI ENTHÄLT KEINEN TEE– EINFACH GUT GEWÜRZTE KOKOSMILCH UND EIN SCHUSS FRISCHER ORANGENSAFT. FÜR EINEN SCHAUMIGEN BELAG KÖNNEN SIE ZUSÄTZLICHE KOKOSMILCH HINZUFÜGEN UND ÜBER JEDE PORTION LÖFFELN.

12 ganze Kardamomkapseln
10 ganze Sternanis
10 ganze Nelken
2 TL schwarze Pfefferkörner
1 Teelöffel ganzer getrockneter Pfeffer
4 Tassen Wasser
3 2½-Zoll-Zimtstangen
2 2 Zoll lange und 1 Zoll breite Streifen Orangenschale
1 3-Zoll-Stück frischer Ingwer, in dünne Scheiben geschnitten
½ TL gemahlene Muskatnuss
1 15-Unzen-Dose frische Kokosmilch
½ Tasse frischer Orangensaft
2 Teelöffel reiner Vanilleextrakt

1. Kardamomkapseln, Sternanis, Nelken, Pfefferkörner und Piment in einer elektrischen Gewürzmühle vermischen. Pulsieren, bis es sehr grob gemahlen ist. (Oder kombinieren Sie die Kardamomkapseln, den Sternanis, die Nelken, die Pfefferkörner und die Kräuter in einem großen wiederverschließbaren Plastikbeutel. Zerstoßen Sie die Gewürze grob mit einem Fleischhammer oder dem Boden einer schweren Pfanne.) Übertragen Sie die Gewürze auf ein Medium Topf.

2. Rösten Sie die zerstoßenen Gewürze im Topf bei mittlerer bis niedriger Hitze etwa 2 Minuten lang leicht an, bis sie duften, und

rühren Sie dabei häufig um. Nicht verbrennen. Wasser, Zimtstangen, Orangenschale, Ingwer und Muskatnuss hinzufügen. Zum Kochen bringen; Fieber senken. Ohne Deckel 15 Minuten köcheln lassen.

3. Kokosmilch, Orangensaft und Vanilleextrakt einrühren. Kochen, bis es durchgeheizt ist. Durch ein feinmaschiges Sieb mit Käsetuch abseihen und sofort servieren.

# RECHTSSEITIGES RINDERFILET

VORBEREITUNG:10 Minuten: 50 Minuten Braten: 1 Stunde 45 Minuten Ergibt: 8 bis 10 Portionen

DIES IST EIN STEAK FÜR EINEN BESONDEREN ANLASS,SICHERGEHEN. WENN MAN ES BEI ZIMMERTEMPERATUR STEHEN LÄSST, HAT DAS ZWEI VORTEILE: ES ERMÖGLICHT, DASS DIE GEWÜRZE DAS FLEISCH VOR DEM BRATEN WÜRZEN UND VERKÜRZT AUßERDEM DIE GARZEIT, SODASS DAS STEAK SO ZART UND SAFTIG WIE MÖGLICH BLEIBT. FLEISCH DIESER QUALITÄT SOLLTE HÖCHSTENS MEDIUM RARE VERZEHRT WERDEN. RESTE IN GEMÜSE-RINDFLEISCH-WRAPS VERWENDEN (SIEHE REZEPT).

1 3½ bis 4 Pfund schweres, in der Mitte geschnittenes Rinderfilet, zugeschnitten und mit Küchengarn aus 100 % Baumwolle zusammengebunden

Natives Olivenöl extra

½ Tasse mediterranes Gewürz (siehe Rezept)

½ Teelöffel schwarzer Pfeffer

Olivenöl mit Trüffeln (optional)

1. Die Lende von allen Seiten mit Olivenöl einreiben und mit mediterranen Gewürzen und Pfeffer bestreichen. 30 bis 60 Minuten bei Zimmertemperatur stehen lassen.

2. Heizen Sie den Ofen auf 450 °F vor, wobei sich der Rost im unteren Drittel des Ofens befindet. Ein Backblech mit Aluminiumfolie auslegen; Legen Sie einen Bräter auf das Backblech.

3. Legen Sie das Fleisch auf einen Rost auf einem Backblech. 15 Minuten rösten. Ofen auf 250°F reduzieren. Weitere 1¾ bis 2½ Stunden rösten oder bis die Innentemperatur 135°F erreicht (Medium Rare). Aus dem Ofen nehmen; Zelt mit Folie. Lassen Sie das Fleisch 20 bis 30 Minuten ruhen. Zeichenfolge entfernen. Schneiden Sie das Fleisch in ⅓-Zoll-Scheiben. Bei Bedarf das Fleisch leicht mit Trüffelöl bestreichen.

# SELTENER RINDFLEISCHSALAT NACH VIETNAMESISCHER ART

VORBEREITUNG:40 Minuten einfrieren: 45 Minuten abkühlen: 15 Minuten stehen lassen: 5 Minuten ergibt: 4 Portionen

OBWOHL DER KOCHVORGANGDENN DAS FLEISCH BEGINNT IN KOCHENDEM ANANASSAFT UND ENDET IN EINER MISCHUNG AUS LIMETTE UND KALTEM ANANASSAFT. DIE SÄURE IN DIESEM SAFT „KOCHT" DAS FLEISCH OHNE HITZE WEITER – ZU VIEL DAVON KANN DEN GESCHMACK UND DIE ZARTHEIT BEEINTRÄCHTIGEN.

## RINDFLEISCH
- 1 Pfund Rinderfilet
- 4½ Tassen 100 % Ananassaft
- 1 Tasse frischer Limettensaft
- ¼ einer roten Zwiebel, sehr dünn geschnitten
- ¼ einer weißen Zwiebel, sehr dünn geschnitten
- ½ Tasse dünn geschnittene Zwiebel
- ½ Tasse grob gehackter frischer Koriander
- ½ Tasse grob gehackte frische Minze
- ½ Tasse grob gehacktes frisches Thai-Basilikum (sieheNotiz)
- Macadamia-Dressing (siehe Rezept rechts)

## SALAT
- 8 Eisbergsalatblätter
- 2 Esslöffel gehackte Cashewnüsse, geröstet (sieheSpitze)
- 1 Thai-Vogel-Chili, sehr dünn geschnitten (sieheSpitze) (Optional)
- 1 Esslöffel Sesamkörner
- Schwarzer Pfeffer
- Frische Korianderzweige (optional)
- Limettenschnitze (optional)

1. Rindfleisch etwa 45 Minuten lang einfrieren oder bis es teilweise gefroren ist. Schneiden Sie das Fleisch mit einem sehr scharfen Messer in hauchdünne Scheiben. 4 Tassen Ananassaft in einem großen Topf zum Kochen bringen. Reduzieren Sie die Hitze, damit der Saft köchelt. Das Rindfleisch in kleinen Portionen im kochenden Bratensaft einige Sekunden blanchieren (das Fleisch sollte recht selten sein). Überschüssige Flüssigkeit abschütteln und das Fleisch in eine mittelgroße Schüssel geben. Stellen Sie das Fleisch 15 bis 20 Minuten lang in den Kühlschrank, damit es etwas abkühlt.

2. 1 Tasse Limettensaft und ½ Tasse Ananassaft zum restlichen Fleisch in der Schüssel hinzufügen. Lassen Sie das Rindfleisch im Bratensaft bei Raumtemperatur 5 bis 10 Minuten lang oder bis es fertig ist, „kochen". Überschüssige Flüssigkeit aus dem Fleisch abgießen, ausdrücken und in eine große Schüssel geben. Frühlingszwiebeln, Knoblauch, Frühlingszwiebeln, Koriander, Minze und Basilikum hinzufügen; Zum Kombinieren werfen. Macadamia-Dressing über die Rindfleischmischung gießen; werfen, um zu tragen.

3. Um Salate zusammenzustellen, jeden Servierteller mit 2 Salatblättern auslegen. Die Rindfleischmischung auf mit Salat ausgelegte Teller verteilen. Nach Belieben mit Cashewkernen, Thai-Chili (falls gewünscht), Sesamkörnern und schwarzem Pfeffer bestreuen. Nach Belieben mit Korianderzweigen garnieren und mit Limettenspalten servieren.

Macadamia-Dressing: Kombinieren Sie ¼ Tasse Macadamiaöl, 1 Esslöffel frischen Limettensaft, 1 Esslöffel Ananassaft und ¼ bis ½ Teelöffel zerstoßene rote Paprika in einem kleinen Glas mit dicht schließendem Deckel. Verschließen und gut schütteln.

# MEXIKANISCHES PANIERTES RINDERBRUSTFILET MIT MANGO, JICAMA, CHILI UND SALAT AUS GERÖSTETEN KÜRBISKERNEN

VORBEREITUNG: 20 Minuten marinieren: über Nacht kochen: 3 Stunden stehen lassen: 15 Minuten ergibt: 6 Portionen

DIE BRÜSTE ÜBER NACHT MARINIEREN IN EINER KOMBINATION AUS TOMATEN, CHIPOTLE-CHILI UND MEXIKANISCHEN GEWÜRZEN ERGIBT ES EINEN UNGLAUBLICHEN GESCHMACK UND EINE ZARTHEIT, DIE AUSEINANDERFÄLLT. STELLEN SIE SICHER, DASS SIE ES IN EINEM NICHT REAKTIVEN TOPF MARINIEREN, Z. B. AUS EDELSTAHL ODER EMAILLIERTEM GUSSEISEN. ALUMINIUM REAGIERT MIT SÄUREHALTIGEN ZUTATEN WIE TOMATEN UND KANN FEHLGESCHMACK ERZEUGEN – UND DAS IST AUCH AUS GESUNDHEITLICHEN GRÜNDEN EINE SCHLECHTE IDEE (SIEHE „ALUMINIUM ENTFERNEN").

## BRUSTSTÜCK
1 3 Pfund Rinderbrust
2 Tassen Rinderknochenbrühe (siehe Rezept) oder Rinderbrühe ohne Salz
1 15-Unzen-Dose, Dosentomaten ohne Salz
1 Tasse Wasser
1 getrocknete Chipotle- oder Ancho-Chilischote, gehackt
2 Teelöffel mexikanisches Gewürz (siehe Rezept)

## SALAT
1 reife Mango, geschält und geschnitten
1 Jicama, geschält und in Julienne-Streifen geschnitten

3 EL grüne Kürbiskerne, geröstet*
½ Jalapeño, entkernt und fein gehackt (siehe Spitze)
1 bis 2 Esslöffel gehackter frischer Koriander
3 Esslöffel frischer Limettensaft
1 Esslöffel natives Olivenöl extra
Kalkboote

1. Entfernen Sie überschüssiges Fett von der Brust. In einen holländischen Ofen aus Edelstahl oder Emaille geben. Rinderknochenbrühe, nicht abgetropfte Tomaten, Wasser, Chipotle-Pfeffer und mexikanische Gewürze hinzufügen. Abdecken und über Nacht kühl stellen.

2. Den Schmortopf auf hohe Hitze stellen; zum Kochen kommen. Hitze reduzieren und zugedeckt 3 bis 3½ Stunden köcheln lassen, bis es weich ist. Aus dem Ofen nehmen, abdecken und 15 Minuten ruhen lassen.

3. In der Zwischenzeit für den Salat die geschälte Mango in ¼ Zoll dicke Scheiben schneiden. Jede Scheibe in 3 Streifen schneiden. Mango, Jicama, Kürbiskerne, Jalapeño und Koriander in einer mittelgroßen Schüssel vermischen. In einer kleinen Schüssel Limettensaft und Olivenöl verrühren; zum Salat geben und vermischen; beiseite legen.

4. Fleisch auf ein Schneidebrett legen; Schneiden Sie das Fleisch quer zur Faser. Bei Bedarf das Fleisch mit etwas Bratensaft beträufeln. Fleisch zum Salat servieren. Mit Limettenspalten garnieren.

*Tipp: Um Samen und fein gehackte Nüsse zu rösten, verteilen Sie sie in einer kleinen, trockenen Pfanne und erhitzen Sie sie bei mittlerer Hitze, bis sie goldbraun sind. Oft umrühren, damit sie nicht anbrennen.

# RÖMERSALAT MIT ZERKLEINERTER RINDERBRUST UND FRISCHER ROTER CHILI-HARISSA

VORBEREITUNG: 20 Minuten Braten: 4 Stunden Stehenlassen: 15 Minuten Ergibt: 6 bis 8 Portionen

HARISSA IST EINE FEURIGE SOßE AUS TUNESIEN, DAS ALS GEWÜRZ IN GEBRATENEM FLEISCH UND FISCH SOWIE IN EINTÖPFEN ALS AROMASTOFF VERWENDET WIRD. JEDER KOCH HAT SEINE EIGENE VERSION DAVON, ABER ABGESEHEN VON CHILIS SIND FAST IMMER KREUZKÜMMEL, KREUZKÜMMEL, KNOBLAUCH, KORIANDER UND OLIVENÖL ENTHALTEN.

## BRUSTSTÜCK

- 1 3 bis 3 ½ Pfund Rinderbrust
- 2 TL gemahlene Ancho-Chilischote
- 1 Teelöffel Knoblauchpulver
- 1 Teelöffel Zwiebelpulver
- 1 Teelöffel gemahlener Kreuzkümmel
- ¼ Tasse natives Olivenöl extra
- 1 Tasse Rinderknochenbrühe (siehe Rezept) oder Rinderbrühe ohne Salz

## HARISSA

- 1 TL Koriandersamen
- 1 TL Kreuzkümmelsamen
- ½ TL Kreuzkümmelsamen
- 8 bis 10 rote Fresno-Chilischoten, rote Anaheim-Chilischoten oder rote Jalapenos, entstielt, entkernt (falls gewünscht) und gehackt (siehe Spitze)
- 3 Knoblauchzehen, gehackt
- Römersalatblätter

1. Backofen auf 300 °F vorheizen. Entfernen Sie überschüssiges Fett von der Brust. In einer kleinen Schüssel gemahlene Ancho-Chilischoten, Knoblauchpulver, Zwiebelpulver und Kreuzkümmel vermischen. Gewürzmischung über das Fleisch streuen; in das Fleisch einreiben.

2. 1 Esslöffel Olivenöl bei mittlerer bis hoher Hitze in einem 5 bis 6 Liter fassenden Schmortopf erhitzen. Die Brüste im heißen Öl von beiden Seiten anbraten; Nehmen Sie den holländischen Ofen vom Herd. Die Rinderknochenbrühe hinzufügen. Abdecken und 4 bis 4½ Stunden braten, oder bis das Fleisch zart ist.

3. In der Zwischenzeit für die Harissa Koriandersamen, Kümmel und Kümmel in einer kleinen Pfanne vermengen. Stellen Sie eine Pfanne auf mittlere Hitze. Rösten Sie die Samen etwa fünf Minuten lang oder bis sie duften, und schütteln Sie dabei die Pfanne häufig. abkühlen lassen. Verwenden Sie zum Mahlen der gerösteten Samen eine Gewürzmühle oder einen Mörser. In einer Küchenmaschine die Samenmischung, frische Chilis, Knoblauch und die restlichen 3 Esslöffel Olivenöl vermischen. Arbeiten, bis alles glatt ist. In eine Schüssel geben; Abdecken und mindestens 1 Stunde im Kühlschrank lagern.

4. Nehmen Sie den Dutch Oven aus dem Ofen. 15 Minuten einwirken lassen. Fleisch auf ein Schneidebrett legen; Fleisch über die Faser schneiden. Auf einen Teller legen und etwas Kochflüssigkeit darübergießen. Zum Servieren Römerblätter mit geschnittenem Bruststück füllen; Mit Harissa belegen.

# GEBRATENES EYE OF ROUND MIT KRÄUTERKRUSTE, WURZELGEMÜSEPÜREE UND PFANNENSOßE

VORBEREITUNG:25 Minuten kochen: 25 Minuten braten: 40 Minuten stehen lassen: 10 Minuten ergibt: 6 Portionen

STELLEN SIE SICHER, DASS SIE ALLES SPEICHERNDAS KOCHWASSER, WENN SIE DAS GEMÜSE ABGIEßEN. AUFGEFANGENES WASSER WIRD SOWOHL IM PÜRIERTEN WURZELGEMÜSE ALS AUCH IN DER SOßE FÜR DAS FLEISCH VERWENDET.

## GEBRATEN

½ Tasse dicht gepackte frische Petersilienblätter

¼ Tasse gehackter frischer Thymian

1 Esslöffel schwarzer Pfeffer

2 Teelöffel fein abgeriebene Zitronenschale

4 Knoblauchzehen, geschält

4 Esslöffel natives Olivenöl extra

1 3-Pfund-Auge eines runden Steaks

2 Esslöffel Senf nach Dijon-Art (siehe<u>Rezept</u>)

## PFANNENSOßE

1 Tasse gehackte Zwiebel

1 Tasse geschnittene Champignons

1 Lorbeerblatt

¼ Tasse trockener Rotwein

1 Tasse Rinderknochenbrühe (siehe<u>Rezept</u>) oder Rinderbrühe ohne Salz

1 Esslöffel natives Olivenöl extra

2 Teelöffel Sherry- oder Balsamico-Essig

1 Rezept Wurzelgemüsepüree (siehe<u>Rezept</u>, unter)

1. Stellen Sie einen Ofenrost in das untere Drittel des Ofens. Ofen auf 400 °F vorheizen. In einer Küchenmaschine Petersilie, Thymian, Pfeffer, Zitronenschale, Knoblauchzehen und 2 Esslöffel Olivenöl vermischen. Pulsieren, bis der Knoblauch grob gehackt ist. Die Knoblauchmischung beiseite stellen.

2. Erhitzen Sie die restlichen 2 Esslöffel Olivenöl bei mittlerer bis hoher Hitze in einer mittelgroßen ofenfesten Pfanne oder einer großen ofenfesten Pfanne. Fügen Sie das Steak hinzu und braten Sie es etwa 4 Minuten pro Seite, bis es von allen Seiten gebräunt ist. Steak aus der Pfanne nehmen; Nehmen Sie die Pfanne vom Brenner. Verteilen Sie Senf nach Dijon-Art auf dem Steak. Die Knoblauchmischung über das Steak streuen und andrücken, um es zu bedecken. Legen Sie das Steak wieder in die Pfanne. Ohne Deckel 40 bis 45 Minuten braten oder bis ein Fleischthermometer in der Mitte des Bratens 130 °F bis 135 °F anzeigt. Übertragen Sie das Fleisch auf ein Schneidebrett. locker mit Folie zelten. Vor dem Schneiden 10 Minuten ruhen lassen.

3. Stellen Sie in der Zwischenzeit für die Soße den Bräter bzw. die Bratpfanne auf den Herd. Bei mittlerer bis hoher Hitze erhitzen. Zwiebel, Pilze und Lorbeerblatt hinzufügen; kochen und etwa 5 Minuten lang rühren, bis die Zwiebel durchscheinend ist. Wein einrühren; Etwa 2 Minuten lang köcheln lassen oder bis der Wein fast verdampft ist, dabei braune Stücke vom Boden der Pfanne abkratzen. Fügen Sie 1 Tasse des reservierten Gemüsewassers und der Rinderknochenbrühe hinzu. Zum Kochen bringen; Fieber senken. Ohne Deckel etwa 4 Minuten köcheln lassen, bis die Sauce auf etwa 1 Tasse reduziert ist, dabei gelegentlich umrühren.

4. Die Sauce durch ein feinmaschiges Sieb in einen großen Messbecher abseihen. Feststoffe entsorgen. Olivenöl und Essig in

die Soße einrühren. Roastbeef mit Wurzelgemüsepüree servieren; Soße darüber träufeln.

Wurzelgemüsepüree: 3 mittelgroße Karotten in einen großen Topf geben, schälen und in große Stücke schneiden; 3 mittelgroße Pastinaken, geschält und in große Stücke geschnitten; 2 mittelgroße Rüben, geschält und in große Stücke geschnitten; 1 große Süßkartoffel, geschält und in große Stücke geschnitten; und 2 Zweige frischer Rosmarin. Fügen Sie so viel Wasser hinzu, dass das Gemüse bedeckt ist. Zum Kochen bringen; Fieber senken. Zugedeckt 15 bis 20 Minuten köcheln lassen oder bis das Gemüse sehr zart ist. Das Gemüse abgießen, dabei das Kochwasser auffangen. Entsorgen Sie den Rosmarin. Geben Sie das Gemüse wieder in die Pfanne. Mit einem Kartoffelstampfer oder Elektromixer zerstampfen und etwas Kochwasser bis zur gewünschten Konsistenz hinzufügen (das restliche Gemüsewasser für die Pfannensoße aufheben). Mit Cayennepfeffer würzen. Abdecken und bis zum Servieren warm halten.

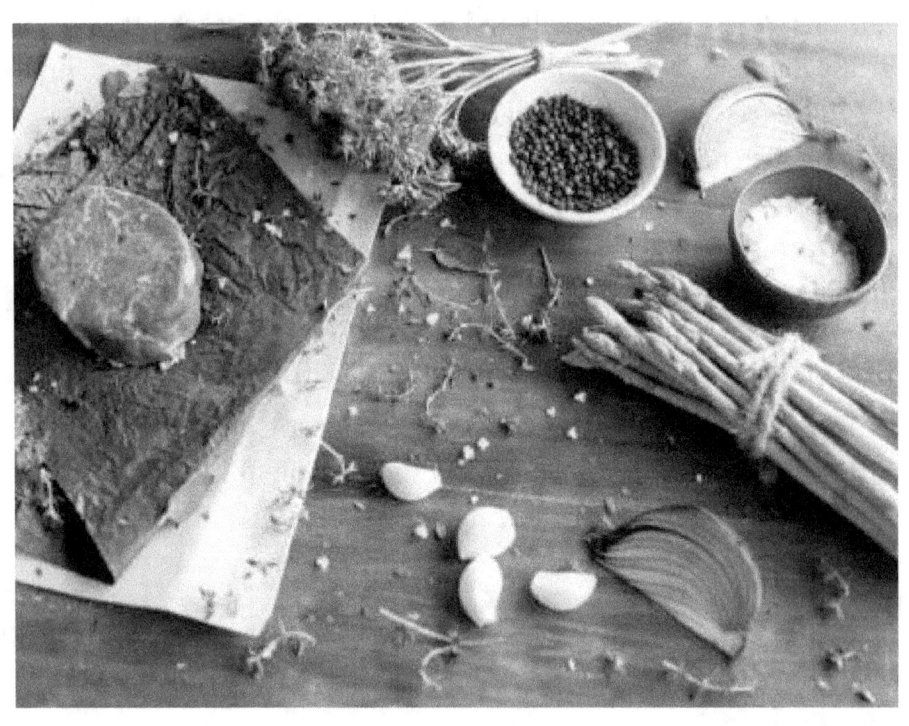

# RIND-GEMÜSE-SUPPE MIT GERÖSTETEM PAPRIKA-PESTO

VORBEREITUNG:40 Minuten kochen: 1 Stunde 25 Minuten stehen lassen: 20 Minuten ergibt: 8 Portionen

GERÄUCHERTER PAPRIKA – AUCH PIMENT GENANNT– IST EIN SPANISCHER PAPRIKA, DER DURCH TROCKNEN ÜBER EINEM RAUCHIGEN EICHENFEUER HERGESTELLT WIRD UND EINEN UNGLAUBLICHEN GESCHMACK ERZEUGT. ES GIBT IHN IN DREI SORTEN: SÜß-MILD (DULCE), MITTELSCHARF (AGRIDULCE) UND SCHARF (PICANTE). WÄHLEN SIE NACH IHREM GESCHMACK.

1 Esslöffel natives Olivenöl extra

2 Pfund Roastbeef ohne Knochen, von überschüssigem Fett befreit und in 2,5 cm große Würfel geschnitten

1 Tasse gehackte Zwiebel

1 Tasse geschnittene Karotten

1 Tasse geschnittener Sellerie

1 Tasse gehackte Pastinaken

1 Tasse geschnittene frische Champignons

½ Tasse geschnittene Rüben

½ TL geräuchertes Paprikapulver

½ Teelöffel getrockneter Rosmarin, zerstoßen

½ TL zerstoßener roter Pfeffer

½ Tasse trockener Rotwein

8 Tassen Rinderknochenbrühe (siehe Rezept) oder Rinderbrühe ohne Salz

2 Tassen frische Tomatenwürfel

1 Lorbeerblatt

1 Tasse geschälte Süßkartoffeln oder Kartoffelwürfel

2 Tassen zerkleinerte Grünkohlblätter oder Grünkohl

¾ Tasse gewürfelte Zucchini oder gelber Sommerkürbis

¾ Tasse gehackter Spargel

¾ Tasse sehr kleine Blumenkohlröschen

Pesto mit rotem Pfeffer (siehe Rezept, unter)

1. Erhitzen Sie das Olivenöl in einem 6 bis 8 Liter fassenden Schmortopf bei mittlerer bis hoher Hitze. Die Hälfte des Rindfleischs in das heiße Öl in der Pfanne geben; 5 bis 6 Minuten kochen lassen oder bis es von allen Seiten gut gebräunt ist. Rindfleisch aus der Pfanne nehmen. Mit dem restlichen Rindfleisch wiederholen. Passen Sie die Hitze nach Bedarf an, um zu verhindern, dass die gebräunten Stücke am Topfboden anbrennen.

2. Zwiebeln, Karotten, Sellerie, Pastinaken, Pilze und Rüben in den Schmortopf geben. Hitze auf mittlere Stufe reduzieren. Kochen und rühren Sie 7 bis 8 Minuten lang oder bis das Gemüse knusprig ist, und kratzen Sie dabei alle gebräunten Stücke mit einem Holzlöffel ab. Paprika, Rosmarin und gehackte rote Paprika hinzufügen; kochen und 1 Minute rühren. Den Wein einrühren; köcheln lassen, bis es fast verdampft ist. Fügen Sie Rinderknochenbrühe, Tomaten, Lorbeerblatt und gebräuntes Rindfleisch sowie den angesammelten Saft hinzu. Zum Kochen bringen; Fieber senken. Zugedeckt etwa 1 Stunde köcheln lassen, bis das Rindfleisch und das Gemüse zart sind. Süßkartoffel und Grünkohl unterrühren; 20 Minuten köcheln lassen. Zucchini, Spargel und Blumenkohl hinzufügen; etwa 5 Minuten kochen lassen oder bis es knusprig ist. Lorbeerblätter entfernen und wegwerfen.

3. Zum Servieren die Suppe in Schüsseln füllen und mit etwas Paprikapesto belegen.

Pesto mit rotem Pfeffer: Den Kohl auf einem Rost im oberen Drittel des Ofens vorheizen. Legen Sie 3 rote Paprika auf ein mit Backpapier ausgelegtes Backblech. Reiben Sie die Oberfläche der Paprika mit 1 Esslöffel nativem Olivenöl extra ein. Rösten Sie die Paprikaschoten 10 bis 15 Minuten lang oder bis die Haut dunkler wird und Blasen entstehen und die Paprikaschoten weich werden, wenden Sie dabei nach der Hälfte der Röstzeit um. Paprika in eine große Schüssel geben. Decken Sie die Schüssel mit Plastikfolie ab. Etwa 20 Minuten ruhen lassen oder bis es abgekühlt ist. Von den Paprikaschoten Kerne, Stiele und Schale entfernen und entsorgen. Paprika in Stücke schneiden. In einer Küchenmaschine ½ Tasse frische Petersilienblätter, ¼ Tasse gehobelte Mandeln und 3 Knoblauchzehen fein hacken. Den geriebenen Paprika, 2 EL natives Olivenöl extra, 1 EL fein geriebene Orangenschale, 2 TL Balsamico- oder Sherryessig sowie Paprika und Cayennepfeffer nach Geschmack hinzufügen. Pulsieren, bis es fein gehackt, aber nicht flüssig ist. Fügen Sie bei Bedarf einen weiteren Esslöffel Olivenöl hinzu, um die gewünschte Konsistenz zu erreichen. In einen luftdichten Behälter umfüllen. Abdecken und bis zum Servieren im Kühlschrank aufbewahren.

# GEWÜRFELTES SÜßES UND HERZHAFTES RINDFLEISCH

VORBEREITUNG:25 Minuten kochen: 6 Minuten stehen lassen: 10 Minuten langsam kochen: 9 Stunden (niedrig) oder 4½ Stunden (hoch) + 15 Minuten (hoch) ergibt: 4 Portionen

DIE SÜßIGKEITEN IN DIESEM HERZHAFTEN EINTOPFSTAMMT AUS KLEINEN MENGEN GETROCKNETER APRIKOSEN UND GETROCKNETER KIRSCHEN. SUCHEN SIE AUF JEDEM LEBENSMITTELMARKT NACH UNVERGORENEN, UNGESÜßTEN TROCKENFRÜCHTEN.

- 1½ Pfund Rinderarmsteak ohne Knochen oder Roastbeef ohne Knochen
- 2 Esslöffel raffiniertes Kokosöl
- 1 Tasse kochendes Wasser
- ½ Tasse getrocknete Shiitake-Pilze
- 1 Tasse frisch geschälte oder gefrorene Perlzwiebeln, halbieren, wenn sie groß sind
- 3 mittelgroße Pastinaken, der Länge nach halbiert und quer in 5 cm große Stücke geschnitten
- 3 mittelgroße Karotten, längs halbiert und quer in 5 cm große Stücke geschnitten
- 6 Knoblauchzehen, in dünne Scheiben geschnitten
- 1 Lorbeerblatt
- 1 Teelöffel getrockneter Salbei oder Thymian oder 1 Esslöffel gehackter frischer Salbei oder Thymian
- 2½ Tassen Rinderknochenbrühe (siehe Rezept) oder Rinderbrühe ohne Salz
- 4 Tassen grob gehackter, geputzter frischer Mangold oder Grünkohl
- ½ Tasse trockener Rotwein
- 2 Esslöffel gehackte ungeschwefelte, ungesüßte getrocknete Aprikosen
- 2 Esslöffel ungeschwefelte, ungesüßte getrocknete Kirschen

1. Fett vom Rindfleisch entfernen. Rindfleisch in 1½-Zoll-Stücke schneiden. Erhitzen Sie 1 Esslöffel Kokosöl in einer großen Pfanne bei mittlerer bis hoher Hitze. Rindfleisch hinzufügen; 5 bis 7

Minuten kochen lassen oder bis es braun ist, dabei gelegentlich umrühren. Geben Sie das Rindfleisch mit einem Schaumlöffel in einen 3½- oder 4-Liter-Slow-Cooker. Wiederholen Sie den Vorgang mit dem restlichen Kokosöl und Rindfleisch. Falls gewünscht, kratzen Sie die Bratenfette aus der Pfanne zusammen mit dem Rindfleisch in den Herd.

2. In der Zwischenzeit kochendes Wasser und getrocknete Pilze in einer kleinen Schüssel vermischen. Abdeckung; 10 Minuten stehen lassen. Die Pilze abgießen und die Einweichflüssigkeit auffangen. Spülen Sie die Pilze ab; Pilze grob hacken und zusammen mit dem Rindfleisch in den Herd geben. Gießen Sie die Einweichflüssigkeit durch ein feinmaschiges Sieb in den Slow Cooker.

3. Zwiebeln, Pastinaken, Karotten, Knoblauch, Lorbeerblatt und getrockneten Salbei oder Thymian (falls verwendet) hinzufügen. Alles mit Rinderknochenbrühe übergießen. Abdeckung; 9 bis 10 Stunden auf niedriger Stufe oder 4½ bis 5 Stunden auf hoher Stufe garen.

4. Entfernen Sie das Lorbeerblatt und entsorgen Sie es. Mangold, Wein, Aprikosen, Kirschen und frischen Salbei oder Thymian (falls verwendet) hinzufügen und im Herd schmoren. Wenn Sie eine niedrige Hitzeeinstellung verwenden, wechseln Sie zur hohen Hitzeeinstellung. Abdeckung; weitere 15 Minuten kochen lassen. Zum Servieren in warme Schüsseln füllen.

# BRATEN MIT ROSENKOHL UND KIRSCHEN

VORBEREITUNG:20 Minuten kochen: 20 Minuten ergeben: 4 Portionen

3 Esslöffel raffiniertes Kokosöl
1½ Pfund Rosenkohl, geputzt und geviertelt
½ Tasse geschnittene Schalotten
1½ Tassen gehackte frische Kirschen
1 Teelöffel gehackter frischer Thymian
1 Esslöffel Balsamico-Essig
1½ Pfund Roastbeef
1 Esslöffel geriebener frischer Rosmarin
2 Esslöffel gehackter frischer Thymian
½ Teelöffel schwarzer Pfeffer

1. 2 Esslöffel Kokosöl in einer großen Pfanne bei mittlerer Hitze erhitzen. Rosenkohl und Schalotten hinzufügen. Zugedeckt 15 Minuten kochen lassen, dabei gelegentlich umrühren. Kirschen und Thymian hinzufügen und umrühren, um braune Stücke vom Boden der Pfanne abzukratzen. Ohne Deckel ca. 5 Minuten garen, bis der Rosenkohl gebräunt und zart ist. Essig hinzufügen; Pfanne vom Herd nehmen.

2. Das Flanksteak in vier Teile schneiden; Beide Seiten jedes Steaks mit Rosmarin, Thymian und Pfeffer bestreuen. Erhitzen Sie 1 Esslöffel Kokosöl in einer großen Pfanne bei mittlerer bis hoher Hitze. Steaks in die Pfanne geben; 8 bis 10 Minuten kochen oder bis ein sofort ablesbares Thermometer 145 °F für mittelgroß anzeigt, dabei nach der Hälfte der Garzeit einmal wenden.

3. Steaks quer zur Faser in dünne Scheiben schneiden und mit Rosenkohl und Kirschen servieren.

# ASIATISCHE FLANKSTEAKSUPPE

VORBEREITUNG:35 Minuten kochen: 20 Minuten ergeben: 6 bis 8 Portionen

1½ Pfund Roastbeef
2 Esslöffel natives Olivenöl extra
1 Pfund Shiitake-Pilze, geputzt und in Scheiben geschnitten
1 Bund Zwiebel, in dünne Scheiben geschnitten
2 Tassen gehackter Pak Choi
1 Tasse dünn geschnittene Karotten
6 große Knoblauchzehen, gehackt (1 Esslöffel)
1 Esslöffel gehackter frischer Ingwer
1 TL schwarzer Pfeffer
8 Tassen Rinderknochenbrühe (sieheRezept) oder Rinderbrühe ohne Salz
1 Blatt Nori-Algen, zerkleinert
1 Tasse dünn geschnittener Daikon-Rettich
⅓ Tasse frischer Limettensaft
4 hartgekochte Eier, geschält und halbiert
Kalkboote

1. Falls gewünscht, das Rindfleisch teilweise einfrieren, damit es sich leichter schneiden lässt (ca. 20 Minuten). Schneiden Sie das Flanksteak der Länge nach in zwei Hälften und schneiden Sie dann jede Hälfte quer zur Faser in Streifen. Streifen halbieren. Erhitzen Sie 1 Esslöffel Olivenöl bei mittlerer bis hoher Hitze in einem 6-Liter-Schmortopf. Die Hälfte des Flanksteaks hinzufügen; unter gelegentlichem Rühren etwa 3 Minuten kochen lassen oder bis es schön gebräunt ist. Das Fleisch aus der Pfanne nehmen; Mit restlichem Olivenöl und Flanksteak wiederholen. Das Steak aus dem Dutch Oven nehmen und beiseite stellen.

2. Reduzieren Sie die Hitze auf mittlere Stufe; Shiitake-Pilze, Zwiebeln, Pak Choi, Karotten, Knoblauch und Pfeffer in den Schmortopf geben. 5 Minuten kochen lassen, dabei häufig umrühren. Geben Sie das Flanksteak, die Rinderknochenbrühe und die zerkleinerten Algen in den Schmortopf. Zum Kochen bringen; Fieber senken. Zugedeckt etwa 5 Minuten köcheln lassen oder bis die Karotten weich sind.

3. Daikon-Rettich, Limettensaft und hartgekochte Eier in die Suppe geben. Bringen Sie die Suppe wieder zum Kochen. Schalten Sie die Heizung sofort aus. Die Suppe in heiße Schüsseln füllen. Mit Limettenspalten garnieren.

# FLANKSTEAK GEBRATEN MIT SESAM-BLUMENKOHLREIS

ANFANG BIS ENDE: 1 STUNDE ERGIBT: 4 PORTIONEN

1 ½ Pfund Roastbeef
4 Tassen gehackter Blumenkohl
2 Esslöffel Sesamkörner
2 TL raffiniertes Kokosöl
¾ Teelöffel zerstoßener roter Pfeffer
¼ Tasse gehackter frischer Koriander
3 Esslöffel Kokosöl
½ Tasse dünn geschnittene Zwiebel
1 EL geriebener frischer Ingwer
6 Knoblauchzehen, gehackt (1 Esslöffel)
1 Esslöffel frisches Zitronengras, in dünne Scheiben geschnitten
2 rote, grüne und/oder gelbe Paprika, entkernt und in Streifen geschnitten
2 Tassen kleiner Brokkoli
½ Tasse Rinderknochenbrühe (siehe Rezept) oder Rinderbrühe ohne Salz
¼ Tasse frischer Limettensaft
Geschnittene Frühlingszwiebeln (optional)
zerstoßener roter Pfeffer (optional)

1. Bei Bedarf das Flankensteak teilweise einfrieren, damit es sich leichter schneiden lässt (ca. 20 Minuten). Flanksteak der Länge nach halbieren; Jede Hälfte quer zur Faser dünn in Streifen schneiden. Fleischstreifen beiseite legen.

2. Für den Blumenkohlreis 2 Tassen Blumenkohl in einer Küchenmaschine zerkleinern, bis die Stücke die Größe von Reis haben; in eine mittelgroße Schüssel geben. Wiederholen Sie den Vorgang mit den restlichen 2 Tassen Blumenkohl. Die Sesamkörner in einer großen Pfanne bei mittlerer Hitze etwa 2 Minuten lang rösten, bis sie

goldbraun sind. Fügen Sie 2 Teelöffel Kokosöl und ¼ Teelöffel zerstoßene rote Paprika hinzu; 30 Sekunden kochen lassen. Blumenkohlreis und Koriander in die Pfanne geben; Aufsehen. Fieber senken; Zugedeckt 6 bis 8 Minuten garen, bis der Blumenkohl gerade zart ist. Warm halten.

3. 1 Esslöffel Kokosöl in einer großen Pfanne bei mittlerer bis hoher Hitze erhitzen. Die Hälfte der Fleischstreifen dazugeben; kochen und rühren, bis der gewünschte Gargrad erreicht ist. Das Fleisch aus der Pfanne nehmen. Wiederholen Sie den Vorgang mit dem restlichen 1 Esslöffel Kokosöl und den restlichen Fleischstreifen; Legen Sie das Fleisch beiseite. Leeren Sie die Pfanne.

4. Den restlichen 1 Esslöffel Kokosöl in derselben Pfanne bei mittlerer bis hoher Hitze erhitzen. Zwiebel, Ingwer, Knoblauch, Zitronengras und den restlichen halben Teelöffel zerstoßene rote Paprika in die Pfanne geben; kochen und 30 Sekunden lang umrühren. Paprika, Brokkoli und Rinderknochenbrühe in die Pfanne geben. Etwa 5 Minuten kochen lassen oder bis der Brokkoli weich ist, dabei gelegentlich umrühren. Fleisch und Limettensaft einrühren; noch 1 Minute kochen lassen. Über Blumenkohlreis servieren. Nach Belieben mit Frühlingszwiebeln und/oder zerstoßener roter Paprika belegen.

# GEFÜLLTES FLANKSTEAK MIT CHIMICHURRI-SAUCE

VORBEREITUNG:30 Minuten braten: 35 Minuten stehen lassen: 10 Minuten ergibt: 4 Portionen

1 mittelgroße Süßkartoffel, geschält (ca. 12 Unzen)
1 Esslöffel natives Olivenöl extra
6 Knoblauchzehen, gehackt (1 Esslöffel)
2 TL natives Olivenöl extra
1 5-Unzen-Packung frischer Babyspinat
1½ Pfund Flanksteak
2 Teelöffel schwarzer Pfeffer
2 Esslöffel natives Olivenöl extra
½ Tasse Chimichurri-Sauce (sieheRezept)

1. Ofen auf 400 °F vorheizen. Ein großes Backblech mit Backpapier auslegen. Schneiden Sie Süßkartoffeln mit einer Mandoline der Länge nach in etwa 1/8 Zoll dicke Scheiben. In einer mittelgroßen Schüssel Süßkartoffelscheiben mit 1 Esslöffel Öl vermengen. Die Scheiben gleichmäßig auf dem vorbereiteten Backblech verteilen. Etwa 15 Minuten lang rösten oder bis es weich ist. Zum Abkühlen beiseite stellen.

2. In der Zwischenzeit den Knoblauch und 2 Teelöffel Olivenöl in einer ofenfesten, extragroßen Pfanne vermischen. Bei mittlerer Hitze etwa 2 Minuten kochen lassen oder bis der Knoblauch leicht gar, aber nicht gebräunt ist, dabei gelegentlich umrühren. Spinat in die Pfanne geben; kochen, bis es zusammenfällt. Den Spinat zum Abkühlen auf einen Teller geben; Stellen Sie die Pfanne beiseite.

3. Ritzen Sie beide Seiten des Flanksteaks ein, indem Sie flache, diagonale Schnitte im Abstand von etwa 2,5 cm in einem Rautenmuster ausführen. Legen Sie das Flanksteak zwischen zwei Lagen Plastikfolie. Schlagen Sie das Steak mit der flachen Seite eines Fleischhammers, bis es etwa ½ Zoll dick ist. Überschüssige Flüssigkeit aus dem gekochten Spinat ausdrücken und gleichmäßig auf dem Steak verteilen. Mit Süßkartoffeln belegen, dabei die Scheiben nach Bedarf überlappen. Beginnen Sie an der Längsseite und rollen Sie ein Flanksteak auf. Binden Sie die gerollten Steaks im Abstand von 2,5 cm mit Küchengarn aus 100 % Baumwolle zusammen. Mit gehacktem schwarzem Pfeffer bestreuen.

4. 2 EL Öl in die Pfanne geben, in der der Spinat gekocht wurde. Fleisch in die Pfanne geben; braten, bis es von allen Seiten gebräunt ist, dabei das Fleisch nach Bedarf wenden, um eine gleichmäßige Bräunung zu erzielen. Stellen Sie die Pfanne mit dem Fleisch in den Ofen. Ohne Deckel 20 bis 25 Minuten braten oder bis ein sofort ablesbares Fleischthermometer in der Mitte 145 °F anzeigt.

5. Das Fleisch aus der Pfanne nehmen und mit Folie abdecken. 10 Minuten einwirken lassen. Küchenkabel entfernen; Schneiden Sie das Fleisch quer in ½ Zoll dicke Scheiben. Mit Chimichurri-Sauce servieren.

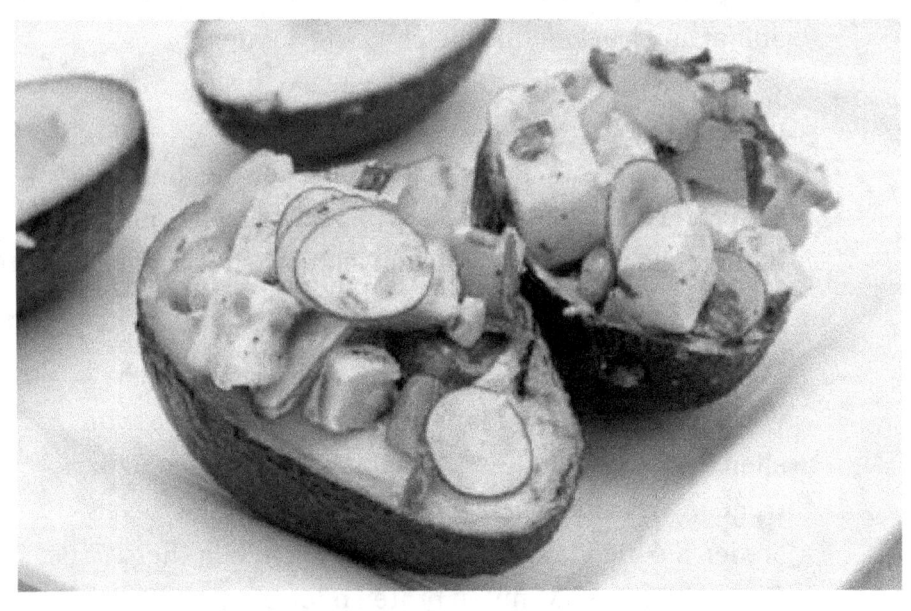

# GEGRILLTE FLANKSTEAK-KABOBS MIT MEERRETTICH-MAYONNAISE

VORBEREITUNG: 30 Minuten Marinieren: 2 bis 4 Stunden Grillen: 48 Minuten Ergibt: 4 Portionen

1½ Pfund Roastbeef
1 Tasse trockener Rotwein
½ Tasse Olivenöl
¼ Tasse gehackte Schalotten
9 Knoblauchzehen, gehackt (1 Esslöffel)
2 Esslöffel gehackter frischer Rosmarin
2 mittelgroße Süßkartoffeln, geschält und in 2,5 cm große Würfel geschnitten
2 mittelgroße Rüben, geschält und in 2,5 cm große Würfel geschnitten
½ Teelöffel schwarzer Pfeffer
¾ Tasse Paleo Mayo (sieheRezept)
2 bis 3 Esslöffel geriebener frischer Meerrettich
1 Esslöffel gehackter frischer Schnittlauch

1. Flanksteak gegen die Faser in ¼ Zoll dicke Scheiben schneiden. Legen Sie das Fleisch in einen wiederverschließbaren 1-Liter-Plastikbeutel, der in eine flache Schüssel gestellt wird. beiseite legen.

2. Für die Marinade Rotwein, ¼ Tasse Öl, Schalotten, 6 Knoblauchzehen und 1 Esslöffel Rosmarin in einer kleinen Schüssel vermischen. Gießen Sie die Marinade über das Fleisch im Beutel. Den Beutel verschließen und zum Fleisch wenden. Im Kühlschrank 2 bis 4 Stunden lang marinieren, dabei den Beutel gelegentlich wenden.

3. In der Zwischenzeit für das Gemüse Süßkartoffeln und Rüben in einer großen Schüssel vermischen. In einer

kleinen Schüssel ¼ Tasse Olivenöl, 3 gehackte Knoblauchzehen, restlichen Rosmarin und Pfeffer vermischen. Über das Gemüse träufeln; werfen, um zu tragen. Falten Sie ein 36 x 18 Zoll großes Stück Hochleistungsfolie in zwei Hälften, um eine doppelt dicke Folie mit den Maßen 18 x 18 Zoll zu erhalten. Legen Sie das beschichtete Gemüse in die Mitte der Folie. Ziehen Sie die gegenüberliegenden Kanten der Folie hoch und verschließen Sie sie mit einer Doppelfalte. Falten Sie die restlichen Ränder so, dass das Gemüse vollständig umschlossen ist, und lassen Sie Platz für die Dampfbildung.

4. Für einen Holzkohlegrill oder Gasgrill legen Sie ein Foliengemüsepaket direkt bei mittlerer Hitze auf einen Grillrost. Abdecken und 40 Minuten lang grillen oder bis das Gemüse weich ist, dabei nach der Hälfte der Grillzeit einmal wenden. Vom Grill nehmen. Beim Grillen des Steaks abgedeckt lassen.

5. Paleo Mayo, Meerrettich und Schnittlauch in einer kleinen Schüssel vermischen. Beiseite legen. Flanksteak abtropfen lassen; Werfen Sie die Marinade weg. Auf zwölf 12 bis 14 Zoll lange Metall- oder Bambusspieße* das Akkordeon-Steak auffädeln. Legen Sie die Steakspieße direkt bei mittlerer Hitze auf einen Grillrost. Abdecken und 8 bis 9 Minuten grillen, dabei die Spieße nach der Hälfte der Grillzeit wenden.

6. Öffnen Sie die Gemüsepackung vorsichtig und leeren Sie sie in eine große Schüssel. Servieren Sie Steakspiesse und Gemüse mit Meerrettich-Mayonnaise.

*Hinweis: Wenn Sie Bambusspieße verwenden, weichen Sie diese 30 Minuten lang in Wasser ein, bevor Sie das Fleisch hinzufügen, um ein Anbrennen zu vermeiden.

# WEIN-CHUCK-STEAK MIT PILZEN

VORBEREITUNG:10 Minuten kochen: 30 Minuten backen: 1 Stunde 45 Minuten ergibt: 2 Portionen

CHUCK-STEAKS SIND EINE KOSTENGÜNSTIGE WAHLWEIL SIE NICHT DER SANFTESTE SCHNITT SIND. NACH EINER STUNDE KOCHEN IN EINER MISCHUNG AUS ROTWEIN, RINDERBRÜHE, PILZEN, KNOBLAUCH UND SCHWARZEM PFEFFER KÖNNEN SIE JEDOCH MIT EINEM BUTTERMESSER GESCHNITTEN WERDEN.

2 6-Unzen-Lendensteaks ohne Knochen, etwa ¾ Zoll dick geschnitten

½ Teelöffel granulierter Knoblauch ohne Konservierungsstoffe

Schwarzer Pfeffer

4 TL natives Olivenöl extra

10 Unzen Champignons, in Scheiben geschnitten

½ Tasse trockener Rotwein (z. B. Zinfandel)

½ Tasse Rinderknochenbrühe (siehe Rezept), Hühnerknochenbrühe (siehe Rezept) oder Rinder- oder Hühnerbrühe ohne Salz

2 Teelöffel gehackte frische Petersilie

½ Teelöffel gehackter frischer Thymian

½ TL fein abgeriebene Zitronenschale

1 kleine Knoblauchzehe, gehackt

Geriebener frischer Meerrettich (optional)

1. Ofen auf 300°F vorheizen.

2. Bei Bedarf Fett von den Steaks entfernen. Steaks mit Papiertüchern trocken tupfen. Beide Seiten mit granuliertem Knoblauch und Pfeffer bestreuen. 2 Teelöffel Olivenöl bei mittlerer Hitze in einer ofenfesten Pfanne erhitzen. Steaks in die Pfanne geben; 3 bis 4 Minuten pro Seite braten oder bis es gut gebräunt ist. Steaks auf einen Teller geben; beiseite legen.

3. Pilze und die restlichen 2 Teelöffel Olivenöl in die Pfanne geben. 4 Minuten kochen lassen, dabei gelegentlich umrühren. Den Wein und die Rinderbrühe einrühren und die gebräunten Stücke vom Boden der Pfanne abkratzen. Zum Kochen bringen. Die Steaks in die Pfanne geben und die Pilzmischung über die Steaks gießen. Decken Sie die Pfanne mit einem Deckel ab. Übertragen Sie die Pfanne in den Ofen. Etwa 1¼ Stunden backen oder bis das Fleisch zart ist.

4. Für den Petersilienbelag Petersilie, Thymian, Zitronenschale und Knoblauch in einer kleinen Schüssel verrühren; beiseite legen.

5. Steaks auf einen Teller geben; abdecken, um warm zu bleiben. Für die Soße Pilze und Flüssigkeit in einer Pfanne bei mittlerer bis hoher Hitze erhitzen, bis sie köcheln. Etwa 4 Minuten kochen lassen oder bis es leicht reduziert ist. Pilzsauce über Steaks servieren. Mit Petersilie und nach Belieben geriebenem Meerrettich bestreuen.

# STEAKS MIT AVOCADO-MEERRETTICH-SAUCE BETRÄUFELN

VORBEREITUNG:15 Minuten stehen lassen: 10 Minuten grillen: 16 Minuten ergibt: 4 Portionen

DIE MEERRETTICHSAUCE IST EINE TOLLE BEILAGEZU LANGSAM GEBRATENEM RINDERFILET (SIEHEREZEPT). HIER WIRD ES MIT GEGRILLTER AVOCADO VERMISCHT, UM MIT ETWAS SCHÄRFE AUS DIJON-SENF UND FRISCH GERIEBENEM MEERRETTICH EINE HERZHAFTE SAUCE ZU KREIEREN. DURCH DAS GRILLEN WERDEN DIE AVOCADOS BESONDERS CREMIG UND SCHÖN RAUCHIG.

### STEAK

1 EL Rauchgewürz (sieheRezept)

½ TL trockener Senf

1 Teelöffel gemahlener Kreuzkümmel

4 Streifen (oberes Lendensteak), 1 Zoll dick geschnitten (insgesamt etwa 2 Pfund)

2 Avocados, halbiert und entkernt (geschält)

1 Teelöffel Limettensaft

### SOßE

2 Esslöffel Meerrettichsauce (sieheRezept, unter

2 Esslöffel frischer Limettensaft

2 Knoblauchzehen, gehackt

1. In einer kleinen Schüssel Smoky Season, trockenen Senf und Kreuzkümmel vermischen. Über die Steaks streuen und mit den Fingern verreiben. 10 Minuten einwirken lassen.

2. Ordnen Sie bei einem Holzkohlegrill mittelheiße Kohlen um eine Fettpfanne an. Testen Sie, ob über der Pfanne

mittlere Hitze herrscht. Legen Sie die Steaks auf den Grillrost über der Fettpfanne. Abdecken und 16 bis 20 Minuten für mittel-selten (145 °F) oder 20 bis 24 Minuten für mittel (160 °F) grillen, dabei die Steaks nach der Hälfte der Grillzeit einmal wenden. Die geschnittenen Seiten der Avocado mit Limettensaft bestreichen. Legen Sie den Grillrost für die letzten 8 bis 10 Minuten des Grillens oder bis er weich ist, mit der Schnittfläche nach oben über die Fettpfanne. (Bei Gasgrills den Grill vorheizen. Hitze auf mittlere Stufe reduzieren. Auf indirektes Grillen einstellen. Grillen wie oben beschrieben.)

3. Für die Sauce das Avocadofleisch in eine mittelgroße Schüssel geben. Meerrettichsauce, 2 Esslöffel Limettensaft und Knoblauch hinzufügen; Mit einer Gabel fast glatt zerdrücken. Steaks mit Soße servieren.

Meerrettichsauce: Kombinieren Sie ¼ Tasse geriebenen frischen Meerrettich und 1 Tasse Cashewcreme in einer mittelgroßen Schüssel (siehe).Rezept), 1 Esslöffel Senf nach Dijon-Art (sieheRezept), 1 Teelöffel Weißweinessig und 2 Teelöffel Zitronen-Kräuter-Gewürz (sieheRezept). Abdecken und mindestens 4 Stunden oder über Nacht im Kühlschrank lagern.

# MIT ZITRONENGRAS MARINIERTE LENDENSTEAKS

VORBEREITUNG: 30 Minuten Marinieren: 2 bis 10 Stunden Grillen: 10 Minuten Stehen lassen: 35 Minuten Ergibt: 4 Portionen

THAI-BASILIKUM IST ANDERS ALS SÜßES BASILIKUMSOWOHL OPTISCH ALS AUCH GESCHMACKLICH IN DER MEDITERRANEN KÜCHE VERWENDET. SÜßBASILIKUM HAT BREITE BLÄTTER AN GRÜNEN STIELEN; THAI-BASILIKUM HAT SCHMALE GRÜNE BLÄTTER AN VIOLETTEN STIELEN. BEIDE HABEN EINEN ANISGESCHMACK, IM THAI-BASILIKUM IST DIESER JEDOCH AUSGEPRÄGTER. AUßERDEM HÄLT SICH THAI-BASILIKUM BESSER IN DER HITZE ALS SÜßBASILIKUM. HALTEN SIE AUF ASIATISCHEN MÄRKTEN UND BAUERNMÄRKTEN DANACH AUSSCHAU. WENN SIE ES NICHT FINDEN, KÖNNEN SIE AUF JEDEN FALL SÜßES BASILIKUM VERWENDEN.

2 Stängel Zitronengras, nur gelbe und hellgrüne Teile

1 2-Zoll-Stück Ingwer, geschält und in dünne Scheiben geschnitten

½ Tasse gehackte frische Ananas

¼ Tasse frischer Limettensaft

1 Jalapeño, entkernt und gehackt (siehe Spitze)

2 Esslöffel natives Olivenöl extra

4 6-Unzen-Rindersteaks, ¾ Zoll dick geschnitten

½ Tasse Thai-Basilikumblätter

½ Tasse Korianderblätter

½ Tasse Minzblätter

½ Tasse Zwiebel, in dünne Scheiben geschnitten

2 TL natives Olivenöl extra

1 Limette, geviertelt

1. Zum Marinieren alle beschädigten Außenschichten von den Zitronengrasstängeln entfernen und entsorgen. In dünne Scheiben schneiden. Zitronengras und Ingwer in einer Küchenmaschine vermischen; pulsieren, bis es sehr fein gehackt ist. Ananas, Limettensaft, Jalapeño und 2 Esslöffel Olivenöl hinzufügen; So viel wie möglich zerdrücken.

2. Legen Sie die Steaks in einen großen wiederverschließbaren Plastikbeutel in einer flachen Schüssel. Die Marinade über die Steaks gießen. Beutel verschließen; Verwandle die Tasche in einen Mantel. Im Kühlschrank 2 bis 10 Stunden lang marinieren, dabei den Beutel gelegentlich wenden. Steaks aus der Marinade nehmen; Werfen Sie die Marinade weg. Lassen Sie die Steaks vor dem Grillen 30 Minuten bei Zimmertemperatur ruhen.

3. Bei einem Holzkohlegrill oder Gasgrill legen Sie die Steaks direkt bei mittlerer Hitze auf den Grillrost. Abdecken und 10 bis 12 Minuten für mittel-selten (145 °F) oder 12 bis 15 Minuten für mittel (160 °F) grillen, dabei nach der Hälfte der Grillzeit einmal wenden. Steaks vom Grill nehmen; Vor dem Servieren 5 Minuten ruhen lassen.

4. Für die Kräuter Basilikum, Koriander, Minze und Zwiebeln in einer kleinen Schüssel vermengen. Mit 2 TL Olivenöl beträufeln; werfen, um zu tragen. Belegen Sie jedes Steak mit Kräutern und servieren Sie es mit Limettenspalten.

# BALSAMICO-DIJON-LENDENSTÜCK MIT KNOBLAUCHSPINAT

VORBEREITUNG:12 Minuten Marinieren: 4 Stunden Rösten: 10 Minuten Ergibt: 4 Portionen

DAS AUFKOCHEN DER MARINADE MACHT SIE SICHERALS SOßE ZU ESSEN - UND REDUZIERT ES ETWAS, UM ES AUCH DICKER ZU MACHEN. BRATEN SIE DEN SPINAT AN, WÄHREND DAS STEAK BRÄT – NUR KNAPP. FÜR DEN BESTEN GESCHMACK UND NÄHRWERT KOCHEN SIE DEN SPINAT NUR SO LANGE, BIS ER ZUSAMMENGEFALLEN UND NOCH HELLGRÜN IST.

## STEAK
- 4 Esslöffel Balsamico-Essig
- 3 Esslöffel natives Olivenöl extra
- 3 Esslöffel frischer Zitronensaft
- 3 Esslöffel frischer Orangensaft
- 1 Esslöffel Senf nach Dijon-Art (sieheRezept)
- 2 Teelöffel gehackter frischer Rosmarin
- ½ Teelöffel schwarzer Pfeffer
- 3 Knoblauchzehen, gehackt
- 1 1½-Pfund-Lendensteak, 1½ Zoll dick geschnitten

## SPINAT
- 1 Esslöffel natives Olivenöl extra
- 4 Knoblauchzehen, in dünne Scheiben geschnitten
- 8 Tassen Babyspinat
- ¼ TL schwarzer Pfeffer

1. Für die Marinade Essig, Olivenöl, Zitronensaft, Orangensaft, Dijon-Senf, Rosmarin, Pfeffer und Knoblauch in einer mittelgroßen Schüssel verrühren. Legen Sie das Steak in

einen wiederverschließbaren Plastikbeutel und legen Sie es in eine flache Schüssel. Die Marinade über das Steak gießen. Beutel verschließen; zu einem Mantelbraten wenden. 4 Stunden im Kühlschrank marinieren, dabei den Beutel gelegentlich wenden.

2. Heizen Sie den Grill vor. Steak aus der Marinade nehmen; Übertragen Sie die Marinade in einen kleinen Topf. Für die Balsamico-Sauce die Marinade bei mittlerer bis hoher Hitze erhitzen, bis sie kocht. Fieber senken; 2 bis 3 Minuten köcheln lassen oder bis es leicht eingedickt ist; beiseite legen.

3. Legen Sie das Steak auf einen unbeheizten Grillrost. 10 bis 13 cm vor der Hitze etwa 10 Minuten lang rösten, wenn es mittel-selten (145 °F) ist, oder 14 Minuten lang, wenn es mittel-selten (160 °F) ist, dabei einmal wenden. Übertragen Sie das Steak auf ein Schneidebrett. Locker mit Folie abdecken; 10 Minuten stehen lassen.

4. In der Zwischenzeit für den Spinat Olivenöl bei mittlerer Hitze in einer extragroßen Pfanne erhitzen. In Scheiben geschnittenen Knoblauch hinzufügen; 1 Minute kochen lassen oder bis es hellgolden ist. Spinat hinzufügen; mit Pfeffer bestreuen. 1 bis 2 Minuten kochen und umrühren, bis der Spinat zusammenfällt.

5. Schneiden Sie das Steak in vier Portionen und beträufeln Sie es mit der Balsamico-Sauce. Mit Spinat servieren.

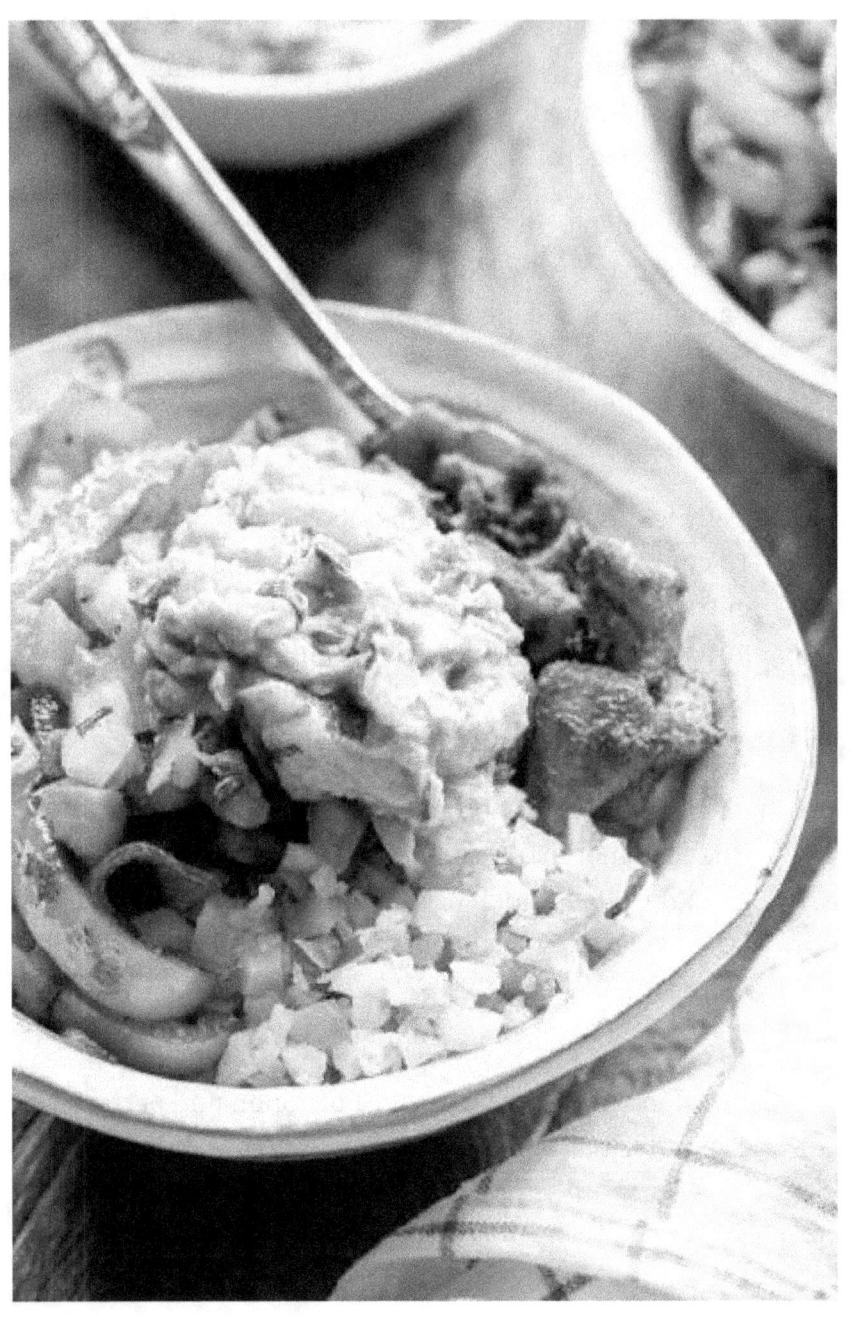

# GEBRATENER TRUTHAHN MIT MIT KNOBLAUCH GEFÜLLTEN WURZELN

VORBEREITUNG:1 Stunde Braten: 2 Stunden 45 Minuten Stehenlassen: 15 Minuten
Ergibt: 12 bis 14 Portionen

SUCHEN SIE NACH EINEM TRUTHAHN, DER HATKEINE KOCHSALZLÖSUNG INJIZIERT. WENN AUF DEM ETIKETT „VERBESSERT" ODER „SELBSTFLIEßEND" STEHT, IST ES WAHRSCHEINLICH VOLLER NATRIUM UND ANDERER ZUSATZSTOFFE.

1 12 bis 14 Pfund schwerer Truthahn

2 Esslöffel mediterrane Gewürze (sieheRezept)

¼ Tasse Olivenöl

3 Pfund mittelgroße Karotten, geschält, geputzt und der Länge nach halbiert oder geviertelt

1 Rezept Knoblauchwurzelpüree (sieheRezept, unter)

1. Den Ofen auf 200 °C (425 °F) vorheizen. Hals und Innereien vom Truthahn entfernen; Bei Bedarf für andere Verwendungszwecke bestellen. Ziehen Sie die Haut vorsichtig vom Brustrand ab. Schieben Sie Ihre Finger unter die Haut, um Taschen auf der Brust und auf dem Trommelfell zu bilden. 1 Esslöffel des mediterranen Gewürzes unter die Haut geben; Verteilen Sie es mit den Fingern gleichmäßig auf Brust und Bauch. Ziehen Sie die Nackenhaut zurück; mit Spießen befestigen. Stecken Sie die Enden der Trommelstöcke unter den Fellriemen über dem Schwanz. Wenn keine Hautbindung vorhanden ist, binden Sie den Trommelstock mit Küchengarn aus 100 % Baumwolle sicher am Schwanz fest. Drehen Sie die Flügelspitzen unter den Rücken.

2. Legen Sie den Truthahn mit der Brust nach oben auf einen Rost in einen flachen, extragroßen Bräter. Den Truthahn mit 2 Esslöffeln Öl bestreichen. Den Truthahn mit den restlichen mediterranen Gewürzen bestreuen. Führen Sie ein ofenfestes Fleischthermometer in die Mitte des inneren Oberschenkelmuskels ein. Das Thermometer sollte den Knochen nicht berühren. Decken Sie den Truthahn locker mit Folie ab.

3. 30 Minuten rösten. Reduzieren Sie die Ofentemperatur auf 325 °F. 1½ Stunden rösten. In einer extra großen Schüssel Karotten und die restlichen 2 Esslöffel Öl vermischen; werfen, um zu tragen. Die Karotten auf einem großen Backblech verteilen. Entfernen Sie die Folie vom Truthahn und schneiden Sie einen Streifen Haut oder eine Schnur zwischen den Keulen ab. Braten Sie Karotten und Truthahn weitere 45 Minuten bis 1 ¼ Stunden lang oder bis ein Thermometer 175 °F anzeigt.

4. Den Truthahn aus dem Ofen nehmen. Abdeckung; Vor dem Schnitzen 15 bis 20 Minuten ruhen lassen. Truthahn mit Karotten und Knoblauchwurzelpüree servieren.

Knoblauchwurzelpüree: Schneiden und schälen Sie 3 bis 3½ Pfund Steckrüben und 1½ bis 2 Pfund Selleriewurzel; in 2-Zoll-Stücke schneiden. In einem 6-Liter-Topf die Steckrüben und die Selleriewurzel in ausreichend kochendem Wasser kochen, um sie 25 bis 30 Minuten lang oder bis sie sehr weich sind, zu bedecken. In der Zwischenzeit 3 Esslöffel natives Olivenöl extra in einem kleinen Topf mit 6 bis 8 gehackten Knoblauchzehen vermischen. Bei schwacher Hitze 5 bis 10 Minuten kochen lassen oder bis der Knoblauch stark duftet, aber nicht braun ist. Fügen Sie vorsichtig ¾ Tasse Hühnerknochenbrühe hinzu (siehe [Rezept](#)) oder Hühnerbrühe ohne Salz. Zum Kochen bringen; Vom Herd nehmen. Das Gemüse abtropfen lassen und zurück in den Topf geben. Das Gemüse mit einem Kartoffelstampfer zerdrücken oder mit einem Elektromixer auf niedriger Stufe schlagen. ½ TL schwarzen Pfeffer hinzufügen. Nach und nach die Brühemischung pürieren oder einrühren, bis das Gemüse vermischt und fast glatt ist. Fügen Sie bei Bedarf zusätzlich ¼ Tasse Hühnerknochenbrühe hinzu, um die gewünschte Konsistenz zu erreichen.

# GEFÜLLTE PUTENBRUST MIT PESTOSAUCE UND RUCOLASALAT

VORBEREITUNG: 30 Minuten Braten: 1 Stunde 30 Minuten Stehenlassen: 20 Minuten
Ergibt: 6 Portionen

DIES IST FÜR DIE LIEBHABER VON WEIßEM FLEISCHDA DRAUßEN – KNUSPRIGE PUTENBRUST GEFÜLLT MIT GETROCKNETEN TOMATEN, BASILIKUM UND MEDITERRANEN GEWÜRZEN. RESTE ERGEBEN EIN TOLLES MITTAGESSEN.

1 Tasse sonnengetrocknete Tomaten (nicht in Öl eingelegt)

1 4 Pfund schwere Putenbrusthälfte ohne Knochen und Haut

3 TL mediterrane Gewürze (siehe Rezept)

1 Tasse lose verpackte frische Basilikumblätter

1 Esslöffel Olivenöl

8 Unzen Baby-Rucola

3 große Tomaten, halbiert und in Scheiben geschnitten

¼ Tasse Olivenöl

2 Esslöffel Rotweinessig

Schwarzer Pfeffer

1½ Tassen Basilikumpesto (siehe Rezept)

1. Den Ofen auf 375 °F vorheizen. Gießen Sie in einer kleinen Schüssel so viel kochendes Wasser über die getrockneten Tomaten, dass sie bedeckt sind. 5 Minuten einwirken lassen; abspülen und fein hacken.

2. Legen Sie die Putenbrust mit der Hautseite nach unten auf ein großes Stück Plastikfolie. Legen Sie ein weiteres Stück Plastikfolie über den Truthahn. Schlagen Sie das Bruststück mit der flachen Seite eines Fleischhammers vorsichtig auf eine gleichmäßige Dicke, etwa ¾ Zoll dick. Entsorgen Sie die Plastikfolie. Streuen Sie 1½ Teelöffel

der mediterranen Gewürzmischung über das Fleisch. Mit Tomaten und Basilikumblättern belegen. Die Putenbrust vorsichtig aufrollen, dabei die Haut außen lassen. Binden Sie den Braten mit Küchengarn aus 100 % Baumwolle an vier bis sechs Stellen zusammen, um ihn zu sichern. Mit 1 Esslöffel Olivenöl bestreichen. Bestreuen Sie das Steak mit den restlichen 1½ Teelöffeln mediterranem Gewürz.

3. Legen Sie das Steak mit der Hautseite nach oben auf einen Rost in einer flachen Pfanne. Unbedeckt 1½ Stunden lang rösten oder bis ein in der Nähe der Mitte eingesetztes sofort ablesbares Thermometer 165 °F anzeigt und die Haut goldbraun und knusprig ist. Den Truthahn aus dem Ofen nehmen. Locker mit Folie abdecken; Vor dem Schneiden 20 Minuten stehen lassen.

4. In einer großen Schüssel Roulade, Tomaten, ¼ Tasse Olivenöl, Essig und Pfeffer nach Geschmack vermengen. Entfernen Sie die Fäden vom Steak. Den Truthahn in dünne Scheiben schneiden. Mit Rucolasalat und Basilikumpesto servieren.

# GEWÜRZTE PUTENBRUST MIT KIRSCH-BBQ-SAUCE

VORBEREITUNG: 15 Minuten Braten: 1 Stunde und 15 Minuten Stehenlassen: 45 Minuten
Ergibt: 6 bis 8 Portionen

DAS IST EIN TOLLES REZEPT SERVIEREN SIE EINE MENSCHENMENGE AN EINEM GRILL IM HINTERHOF, WENN SIE ETWAS ANDERES ALS BURGER MACHEN MÖCHTEN. SERVIEREN SIE ES MIT EINEM KNACKIGEN SALAT, ZUM BEISPIEL EINEM KNACKIGEN BROKKOLISALAT (SIEHE REZEPT) ODER GEHOBELTER ROSENKOHLSALAT (SIEHE REZEPT).

1 4 bis 5 Pfund schwere Putenbrust mit Knochen
3 Esslöffel geräucherte Gewürze (siehe Rezept)
2 Esslöffel frischer Zitronensaft
3 Esslöffel Olivenöl
1 Tasse trockener Weißwein, zum Beispiel Sauvignon Blanc
1 Tasse frische oder gefrorene ungesüßte Bing-Kirschen, entkernt und gehackt
⅓ Tasse Wasser
1 Tasse BBQ-Sauce (siehe Rezept)

1. Putenbrust 30 Minuten bei Zimmertemperatur stehen lassen. Den Ofen auf 325°F vorheizen. Legen Sie die Putenbrust mit der Hautseite nach oben auf einen Rost in einer Bratpfanne.

2. In einer kleinen Schüssel Smoky Seasoning, Zitronensaft und Olivenöl zu einer Paste vermischen. Entfernen Sie die Haut vom Fleisch; Die Hälfte der Paste vorsichtig unter der Haut auf dem Fleisch verteilen. Den Rest gleichmäßig auf der Haut verteilen. Gießen Sie den Wein auf den Boden des Ofens.

3. 1¼ bis 1½ Stunden lang rösten oder bis die Haut goldbraun ist und ein sofort ablesbares Thermometer, das in die Mitte des Bratens gesteckt wird (ohne den Knochen zu berühren), 170°F anzeigt, indem Sie die Bratpfanne nach der Hälfte der Garzeit drehen. Vor dem Schnitzen 15 bis 30 Minuten ruhen lassen.

4. In der Zwischenzeit für die Cherry BBQ Sauce Kirschen und Wasser in einem mittelgroßen Topf vermengen. Zum Kochen bringen; Fieber senken. Ohne Deckel 5 Minuten köcheln lassen. BBQ-Sauce einrühren; 5 Minuten köcheln lassen. Warm oder bei Zimmertemperatur zum Truthahn servieren.

# WEINBROT-PUTENFILET

VORBEREITUNG: 30 Minuten kochen: 35 Minuten ergeben: 4 Portionen

KOCHEN SIE EINEN GEBRATENEN TRUTHAHN IN EINER MISCHUNG AUS WEIN, GEHACKTEN ROMA-TOMATEN, HÜHNERBRÜHE, FRISCHEN KRÄUTERN UND GEHACKTER ROTER PAPRIKA ERGIBT ES EINEN TOLLEN GESCHMACK. SERVIEREN SIE DIESES EINTOPFARTIGE GERICHT IN FLACHEN SCHÜSSELN UND MIT GROßEN LÖFFELN, UM BEI JEDEM BISSEN ETWAS VON DER LECKEREN BRÜHE ZU ERHALTEN.

2 8 bis 12 Unzen große Putenbrüste, in 2,5 cm große Stücke geschnitten

2 Esslöffel Geflügelgewürz ohne Salz

2 Esslöffel Olivenöl

6 Knoblauchzehen, gehackt (1 Esslöffel)

1 Tasse gehackte Zwiebel

½ Tasse gehackter Sellerie

6 Roma-Tomaten, entkernt und gehackt (ca. 3 Tassen)

½ Tasse trockener Weißwein, zum Beispiel Sauvignon Blanc

½ Tasse Hühnerknochenbrühe (siehe Rezept) oder Hühnerbrühe ohne Salz

½ TL fein gehackter frischer Rosmarin

¼ bis ½ Teelöffel zerstoßener roter Pfeffer

½ Tasse frische Basilikumblätter, gehackt

½ Tasse gehackte frische Petersilie

1. In einer großen Schüssel die Putenstücke mit Geflügelgewürz bestreichen. 1 Esslöffel Olivenöl bei mittlerer Hitze in einer großen beschichteten Pfanne erhitzen. Den Truthahn portionsweise in heißem Öl anbraten, bis er von allen Seiten braun ist. (Der Truthahn muss nicht durchgegart werden.) Auf einen Teller geben und warm halten.

2. Den restlichen 1 EL Olivenöl in die Pfanne geben. Erhöhen Sie die Hitze auf mittlere Stufe. Den Knoblauch hinzufügen; kochen und 1 Minute rühren. Zwiebeln und Sellerie hinzufügen; kochen und 5 Minuten rühren. Fügen Sie den Truthahn und den Bratensaft aus der Pfanne, Tomaten, Wein, Hühnerknochenbrühe, Rosmarin und zerstoßene rote Paprika hinzu. Reduzieren Sie die Hitze auf mittel-niedrig. Abdecken und 20 Minuten kochen lassen, dabei gelegentlich umrühren. Basilikum und Petersilie hinzufügen. Aufdecken und weitere 5 Minuten garen, bis der Truthahn nicht mehr rosa ist.

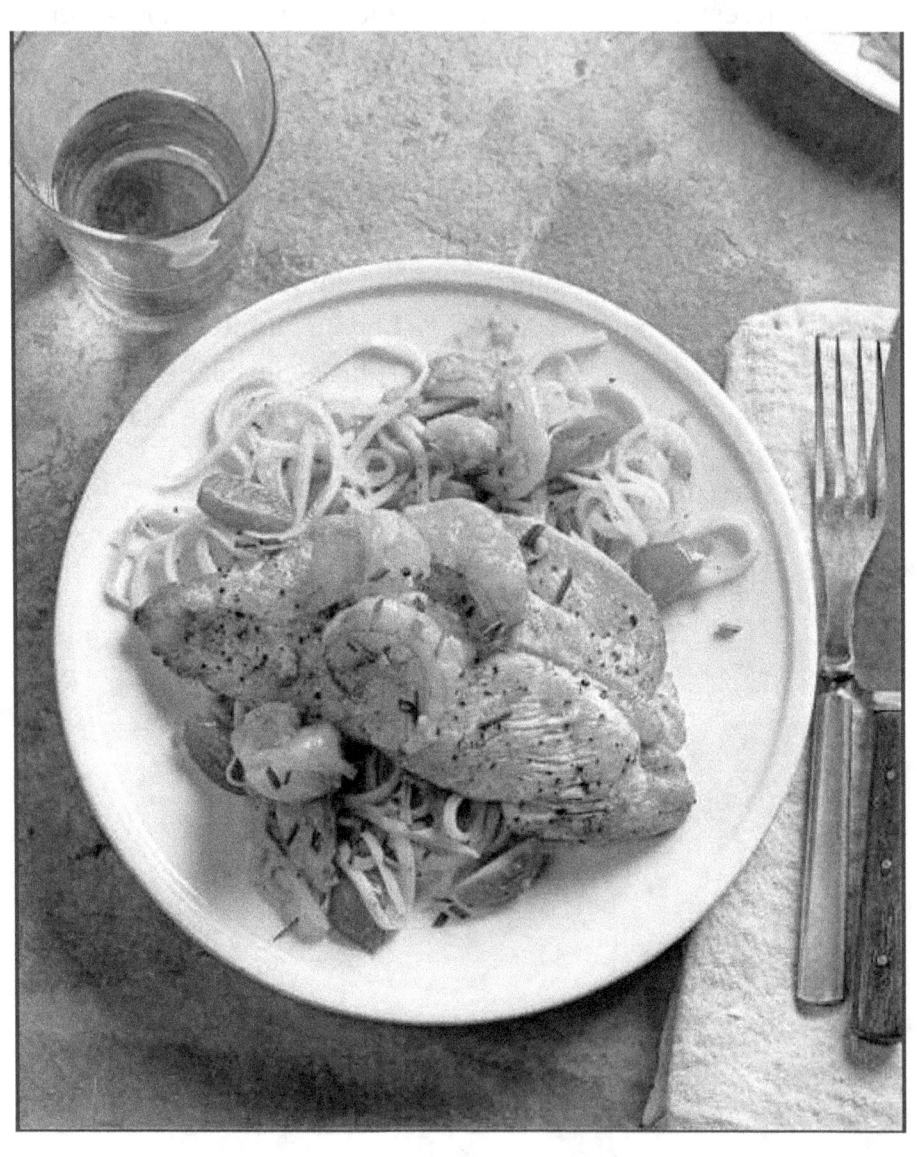

# GEBRATENE PUTENBRUST MIT SCHNITTLAUCH-GARNELENSAUCE

VORBEREITUNG:30 Minuten kochen: 15 Minuten ergeben: 4 PortionenBILD

## DIE PUTENBRUST HALBIERENHORIZONTAL UND MÖGLICHST GLEICHMÄßIG VERTEILEN, MIT DER HANDFLÄCHE LEICHT ANDRÜCKEN UND GLEICHMÄßIGEN DRUCK AUSÜBEN, WÄHREND SIE DAS FLEISCH DURCHSCHNEIDEN.

¼ Tasse Olivenöl

2 8 bis 12 Unzen schwere Putenbrüste, horizontal halbiert

¼ TL frisch gemahlener schwarzer Pfeffer

3 Esslöffel Olivenöl

4 Knoblauchzehen, gehackt

8 Unzen geschälte und entdarmte mittelgroße Garnelen, Schwänze entfernt und der Länge nach halbiert

¼ Tasse trockener Weißwein, Hühnerknochenbrühe (sieheRezept) oder Hühnerbrühe ohne Salz

2 Esslöffel gehackter frischer Schnittlauch

½ TL fein abgeriebene Zitronenschale

1 Esslöffel frischer Zitronensaft

Kürbisnudeln und Tomaten (sieheRezept, unten) (optional)

1. 1 Esslöffel Olivenöl bei mittlerer bis hoher Hitze in einer großen Pfanne erhitzen. Truthahn in die Pfanne geben; mit Pfeffer bestreuen. Hitze auf mittlere Stufe reduzieren. 12 bis 15 Minuten kochen oder bis die Farbe nicht mehr rosa ist und der Saft klar austritt (165 °F), dabei nach der Hälfte der Garzeit einmal wenden. Putensteaks aus der Pfanne nehmen. Zum Warmhalten mit Folie abdecken.

2. Für die Soße 3 Esslöffel Öl in derselben Pfanne bei mittlerer Hitze erhitzen. Knoblauch hinzufügen; 30 Sekunden

kochen lassen. Garnelen einrühren; kochen und 1 Minute rühren. Wein, Schnittlauch und Zitronenschale einrühren; kochen und noch 1 Minute rühren, bis die Garnelen undurchsichtig sind. Vom Herd nehmen; Zitronensaft einrühren. Zum Servieren die Sauce über den Putenbraten löffeln. Nach Belieben mit Kürbisnudeln und Tomaten servieren.

Kürbisnudeln und Tomaten: Mit einer Mandoline oder einem Julienne-Schäler zwei gelbe Sommerkürbisse in Julienne-Streifen schneiden. 1 Esslöffel natives Olivenöl extra in einer großen Pfanne bei mittlerer bis hoher Hitze erhitzen. Navigationsstreifen hinzufügen; 2 Minuten kochen lassen. Fügen Sie 1 Tasse geviertelte Traubentomaten und ¼ Teelöffel frisch gemahlenen schwarzen Pfeffer hinzu; Weitere 2 Minuten kochen lassen oder bis der Kürbis knusprig ist.

# GEBRATENE PUTENKEULEN MIT WURZELGEMÜSE

VORBEREITUNG: 30 Minuten kochen: 1 Stunde 45 Minuten ergibt: 4 Portionen

DIES IST EINES DIESER GERICHTESIE MÖCHTEN ES AN EINEM KLAREN HERBSTNACHMITTAG ZUBEREITEN, WENN SIE ZEIT FÜR EINEN SPAZIERGANG HABEN, WÄHREND ES IM OFEN KÖCHELT. WENN DIE BEWEGUNG IHREN APPETIT NICHT ANREGT, WIRD DER WUNDERBARE DUFT, WENN SIE DURCH DIE TÜR KOMMEN, SICHERLICH WECKEN.

3 Esslöffel Olivenöl

4 20 bis 24 Unzen schwere Putenkeulen

½ TL frisch gemahlener schwarzer Pfeffer

6 Knoblauchzehen, geschält und zerdrückt

1½ TL Fenchelsamen, zerstoßen

1 Teelöffel ganzes Kraut, gequetscht*

1½ Tassen Hühnerknochenbrühe (sieheRezept) oder Hühnerbrühe ohne Salz

2 Zweige frischer Rosmarin

2 Zweige frischer Thymian

1 Lorbeerblatt

2 große Zwiebeln, geschält und in je 8 Spalten geschnitten

6 große Karotten, geschält und in 2,5 cm dicke Scheiben geschnitten

2 große Rüben, geschält und in 2,5 cm große Würfel geschnitten

2 mittelgroße Pastinaken, geschält und in 2,5 cm dicke Scheiben geschnitten**

1 Selleriewurzel, geschält und in 2,5 cm große Stücke geschnitten

1. Backofen auf 350 °F vorheizen. Erhitzen Sie das Olivenöl in einer großen Pfanne bei mittlerer bis hoher Hitze, bis es schimmert. Fügen Sie 2 der Putenkeulen hinzu. Etwa 8 Minuten kochen lassen oder bis die Keulen von allen Seiten goldbraun und knusprig und gleichmäßig gebräunt

sind. Putenkeulen auf einen Teller legen; Wiederholen Sie dies mit den restlichen 2 Putenkeulen. Beiseite legen.

2. Pfeffer, Knoblauch, Fenchelsamen und Pimentsamen in die Pfanne geben. Bei mittlerer Hitze 1 bis 2 Minuten kochen und rühren, bis es duftet. Hühnerknochenbrühe, Rosmarin, Thymian und Lorbeerblatt einrühren. Unter Rühren zum Kochen bringen, um gebräunte Stücke vom Boden der Pfanne abzukratzen. Die Pfanne vom Herd nehmen und beiseite stellen.

3. In einem extragroßen Schmortopf mit dicht schließendem Deckel Zwiebeln, Karotten, Rüben, Pastinaken und Sellerie vermengen. Flüssigkeit aus der Pfanne hinzufügen; werfen, um zu tragen. Drücken Sie die Putenschenkel in die Gemüsemischung. Mit einem Deckel verschlossen.

4. Etwa 1 Stunde und 45 Minuten backen oder bis das Gemüse weich und der Truthahn gar ist. Truthahn und Gemüse in großen, flachen Schüsseln servieren. Pfannensaft darüber träufeln.

*Tipp: Um Piment- und Fenchelsamen zu zerkleinern, legen Sie die Samen auf ein Schneidebrett. Drücken Sie mit der flachen Seite eines Kochmessers nach unten, um die Kerne leicht zu zerdrücken.

**Tipp: Schneiden Sie alle großen Stücke von der Oberseite der Pastinaken ab.

# KRÄUTER-PUTENHACKBRATEN MIT KARAMELLISIERTER ZWIEBELSAUCE UND GERÖSTETEN KOHLBOOTEN

VORBEREITUNG: 15 Minuten kochen: 30 Minuten backen: 1 Stunde 10 Minuten stehen lassen: 5 Minuten ergibt: 4 Portionen

EIN KLASSISCHER HACKBRATEN MIT KETCHUP-TOPPINGAUF DEM PALÄO-MENÜ, WENN DER KETCHUP (SIEHE REZEPT) IST FREI VON SALZ UND ZUGESETZTEM ZUCKER. DABEI WIRD DIE TOMATENSAUCE MIT KARAMELLISIERTEN ZWIEBELN VERMISCHT, DIE VOR DEM BACKEN AUF DEN HACKBRATEN GESTAPELT WERDEN.

- 1½ Pfund gemahlener Truthahn
- 2 Eier, leicht geschlagen
- ½ Tasse Mandelmehl
- ⅓ Tasse gehackte frische Petersilie
- ¼ Tasse dünn geschnittene Zwiebeln (2)
- 1 Esslöffel gehackter frischer Salbei oder 1 Teelöffel getrockneter Salbei, zerstoßen
- 1 Esslöffel gehackter frischer Thymian oder 1 Teelöffel getrockneter Thymian, zerstoßen
- ¼ TL schwarzer Pfeffer
- 2 Esslöffel Olivenöl
- 2 süße Zwiebeln, halbiert und in dünne Scheiben geschnitten
- 1 Tasse Paleo-Ketchup (siehe Rezept)
- 1 kleiner Kohlkopf, halbiert, entkernt und in 8 Spalten geschnitten
- ½ bis 1 Teelöffel zerstoßener roter Pfeffer

1. Backofen auf 350 °F vorheizen. Eine große Bratpfanne mit Backpapier auslegen; beiseite legen. In einer großen Schüssel Putenhackfleisch, Ei, Mandelmehl, Petersilie, Zwiebel, Salbei, Thymian und schwarzen Pfeffer

vermischen. Formen Sie die Putenmischung in der vorbereiteten Bratpfanne zu einem 20 x 10 cm großen Laib. 30 Minuten backen.

2. In der Zwischenzeit für die karamellisierte Tomatensauce 1 Esslöffel Olivenöl bei mittlerer Hitze in einer großen Pfanne erhitzen. Zwiebeln hinzufügen; Unter häufigem Rühren etwa 5 Minuten kochen lassen oder bis die Zwiebel anfängt zu bräunen. Reduzieren Sie die Hitze auf mittel-niedrig; Etwa 25 Minuten kochen lassen oder bis es goldbraun und sehr zart ist, dabei gelegentlich umrühren. Vom Herd nehmen; Paleo-Ketchup unterrühren.

3. Etwas karamellisierte Zwiebelsauce über das Putenbrot gießen. Kohlboote um das Brot herum anordnen. Kohl mit dem restlichen 1 Esslöffel Olivenöl vermischen; Mit zerstoßenem rotem Pfeffer bestreuen. Etwa 40 Minuten backen oder bis ein sofort ablesbares Thermometer in der Mitte des Laibs 165 °F anzeigt, mit zusätzlicher karamellisierter Tomatensauce belegen und die Kohlstücke nach 20 Minuten wenden. Lassen Sie das Putenbratling 5 bis 10 Minuten ruhen, bevor Sie es in Scheiben schneiden.

4. Putenbrot mit Kohlspalten und dem restlichen karamellisierten Ketchup servieren.

# TRUTHAHN-POSOLE

VORBEREITUNG:20 Minuten kochen: 8 Minuten kochen: 16 Minuten ergibt: 4 Portionen

TOPPING FÜR DIESE WÄRMENDE SUPPE NACH MEXIKANISCHER ARTSIND MEHR ALS NUR DEKORATION. DIE CRANBERRY SORGT FÜR EINEN UNVERWECHSELBAREN GESCHMACK, DIE AVOCADO SORGT FÜR DIE CREMIGKEIT – UND DIE GERÖSTETEN PEPITAS SORGEN FÜR EINEN SCHÖNEN CRUNCH.

8 frische Tomaten
1¼ bis 1½ Pfund gemahlener Truthahn
1 rote Paprika, entkernt und in dünne Streifen geschnitten
½ Tasse gehackte Zwiebel (1 mittelgroße)
6 Knoblauchzehen, gehackt (1 Esslöffel)
1 Esslöffel mexikanisches Gewürz (siehe Rezept)
2 Tassen Hühnerknochenbrühe (siehe Rezept) oder Hühnerbrühe ohne Salz
1 14,5 Unzen flammgeröstete Tomaten ohne Salz, nicht abgetropft
1 Jalapeño- oder Serrano-Chilischote, entkernt und gehackt (siehe Spitze)
1 mittelgroße Avocado, halbiert, geschält, entkernt und in dünne Scheiben geschnitten
¼ Tasse ungesalzene Pepitas, geröstet (siehe Spitze)
¼ Tasse gehackter frischer Koriander
Kalkboote

1. Heizen Sie den Grill vor. Die Tomaten schälen und wegwerfen. Tomaten waschen und halbieren. Legen Sie die Tomatenhälften auf einen unbeheizten Grillrost. Im Abstand von 10 bis 12 cm vor der Hitze 8 bis 10 Minuten grillen oder bis es leicht verkohlt ist, dabei nach der Hälfte der Grillzeit einmal wenden. In der Pfanne auf einem Kuchengitter leicht abkühlen lassen.

2. In der Zwischenzeit Truthahn, Paprika und Zwiebeln in einer großen Pfanne bei mittlerer bis hoher Hitze 5 bis 10 Minuten lang anbraten oder bis der Truthahn gebräunt und das Gemüse zart ist, dabei mit einem Holzlöffel umrühren, um das Fleisch beim Garen aufzulockern. Bei Bedarf das Fett abgießen. Knoblauch und mexikanisches Gewürz hinzufügen. Noch 1 Minute kochen und umrühren.

3. Mischen Sie etwa zwei Drittel der verkohlten Tomaten in einem Mixer und 1 Tasse Hühnerknochenbrühe. Abdecken und glatt rühren. Putenmischung in die Pfanne geben. 1 Tasse Hühnerknochenbrühe, nicht abgetropfte Tomaten und Chilischote einrühren. Die restlichen Tomaten grob hacken; zur Truthahnmischung hinzufügen. Zum Kochen bringen; Fieber senken. Abdecken und 10 Minuten köcheln lassen.

4. Zum Servieren die Suppe in flache Schüsseln füllen. Mit Avocado, Pepitas und Koriander belegen. Limettenspalten zum Auspressen über die Suppe legen.

# HÜHNERKNOCHENBRÜHE

VORBEREITUNG: 15 Minuten Braten: 30 Minuten Kochen: 4 Stunden Kühlen: über Nacht
Ergibt: etwa 10 Tassen

FÜR DEN FRISCHESTEN, BESTEN GESCHMACK – UND HÖCHSTENNÄHRSTOFFE – VERWENDEN SIE HAUSGEMACHTE HÜHNERBRÜHE IN IHREN REZEPTEN. (ES ENTHÄLT AUßERDEM KEIN SALZ, KEINE KONSERVIERUNGSSTOFFE ODER ZUSATZSTOFFE.) DAS RÖSTEN DER KNOCHEN VOR DEM KOCHEN VERSTÄRKT DEN GESCHMACK. BEIM LANGSAMEN KOCHEN IN FLÜSSIGKEIT VERSORGEN DIE KNOCHEN DIE BRÜHE MIT MINERALIEN WIE KALZIUM, PHOSPHOR, MAGNESIUM UND KALIUM. DIE UNTEN AUFGEFÜHRTE VARIANTE DES LANGSAMEN GARENS MACHT ES BESONDERS EINFACH. FRIEREN SIE ES IN 2- UND 4-TASSEN-BEHÄLTERN EIN UND TAUEN SIE NUR AUF, WAS SIE BRAUCHEN.

- 2 Pfund Chicken Wings und Rücken
- 4 Karotten, gehackt
- 2 große Lauchstangen, nur weiße und hellgrüne Teile, in dünne Scheiben geschnitten
- 2 Stangen Sellerie mit Blättern, grob gehackt
- 1 Pastinake, grob gehackt
- 6 große Zweige italienische (glattblättrige) Petersilie
- 6 Zweige frischer Thymian
- 4 Knoblauchzehen, halbiert
- 2 Teelöffel ganze schwarze Pfefferkörner
- 2 ganze Nelken
- Kaltes Wasser

1. Den Ofen auf 200 °C (425 °F) vorheizen. Hähnchenflügel und Pastetchen auf einem großen Backblech anrichten; 30 bis 35 Minuten rösten, bis es gut gebräunt ist.

2. Gebräunte Hähnchenstücke und gebräunte Stücke, die sich auf dem Backblech angesammelt haben, in einen großen Topf geben. Karotten, Lauch, Sellerie, Pastinaken, Petersilie, Thymian, Knoblauch, Pfefferkörner und Nelken hinzufügen. Geben Sie so viel kaltes Wasser (ca. 12 Tassen) in einen großen Topf, dass Hühnchen und Gemüse bedeckt sind. Bei mittlerer Hitze köcheln lassen; Passen Sie die Hitze so an, dass die Brühe auf einer sehr niedrigen Stufe köchelt, sodass Luftblasen gerade erst die Oberfläche durchbrechen. Abdecken und 4 Stunden köcheln lassen.

3. Heiße Brühe durch ein großes Sieb abseihen, das mit zwei Lagen feuchtem Käsetuch aus 100 % Baumwolle ausgelegt ist. Feststoffe entsorgen. Brühe abdecken und über Nacht kühl stellen. Entfernen Sie vor dem Gebrauch die Fettschicht von der Brühe und entsorgen Sie sie.

Tipp: Um die Brühe zu klären (optional), vermischen Sie 1 Eiweiß, 1 zerstoßene Eierschale und ¼ Tasse kaltes Wasser in einer kleinen Schüssel. Rühren Sie die Mischung in die abgeseifte Brühe im Topf ein. Zurück zum Schweißen. Vom Herd nehmen; 5 Minuten stehen lassen. Heiße Brühe durch ein Sieb abseihen, das mit einer frischen doppelten Schicht Käsetuch aus 100 % Baumwolle ausgelegt ist. Vor Gebrauch abkühlen lassen und Fett abschöpfen.

Anweisungen für den Slow Cooker: Bereiten Sie die Zutaten wie in Schritt 2 beschrieben vor und geben Sie sie in einen 5 bis 6 Liter fassenden Slow Cooker. Abdecken und bei niedriger Temperatur 12 bis 14 Stunden garen. Fahren Sie wie in Schritt 3 beschrieben fort. Ergibt etwa 10 Tassen.

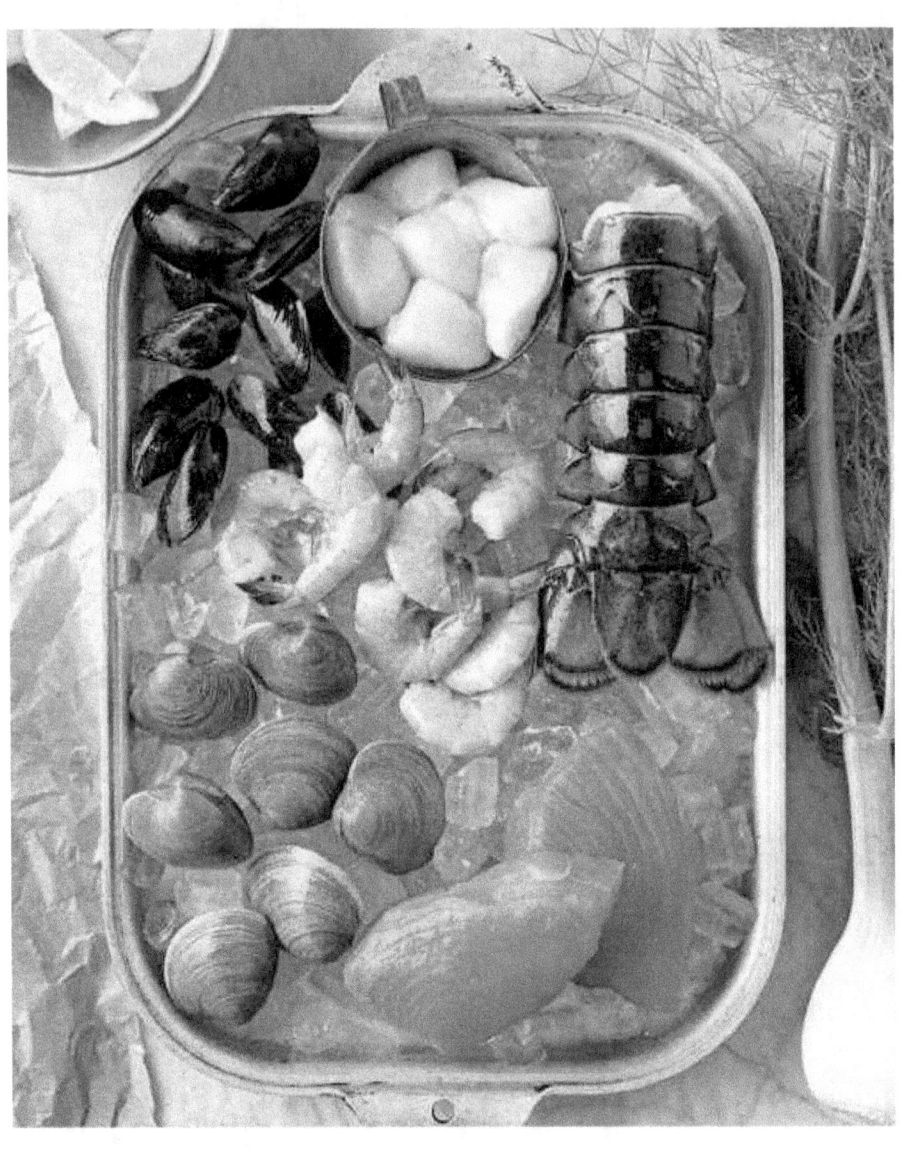

# GRÜNER HARISSA-LACHS

VORBEREITUNG: 25 Minuten Backen: 10 Minuten Grillen: 8 Minuten ergibt: 4 Portionen<u>BILD</u>

ES WIRD EIN NORMALER GEMÜSESCHÄLER VERWENDET FÜR DEN SALAT FRISCHEN ROHEN SPARGEL IN DÜNNE STREIFEN SCHNEIDEN. MIT EINER HELLEN ZITRUSVINAIGRETTE VERFEINERT (SIEHE<u>REZEPT</u>) UND GARNIERT MIT GERÄUCHERTEN, GERÖSTETEN SONNENBLUMENKERNEN IST ES EINE ERFRISCHENDE BEILAGE ZUR LACHS- UND WÜRZIGEN GRÜNEN KRÄUTERSAUCE.

## LACHS
4 6 bis 8 Unzen frische oder gefrorene Lachsfilets ohne Haut, etwa 1 Zoll dick
Olivenöl

## HARISSA
1½ TL Kreuzkümmelsamen

1½ TL Koriandersamen

1 Tasse dicht gepackte frische Petersilienblätter

1 Tasse grob gehackter frischer Koriander (Blätter und Stängel)

2 Jalapeños, entkernt und grob gehackt (siehe<u>Spitze</u>)

1 rote Zwiebel, in Scheiben geschnitten

2 Knoblauchzehen

1 Teelöffel fein abgeriebene Zitronenschale

2 Esslöffel frischer Zitronensaft

⅓ Tasse Olivenöl

## GEWÜRZTE SONNENBLUMENKERNE
⅓ Tasse rohe Sonnenblumenkerne

1 TL Olivenöl

1 TL Smoky Spice (siehe<u>Rezept</u>)

## SALAT

12 große Spargelstangen, geputzt (ca. 1 Pfund)

⅓ Tasse helle Zitrusvinaigrette (siehe<u>Rezept</u>)

1. Fisch auftauen, wenn er gefroren ist; mit einem Papiertuch trocknen. Beide Seiten des Fisches leicht mit Olivenöl bestreichen. Beiseite legen.

2. Für die Harissa die Kreuzkümmel- und Koriandersamen in einer kleinen Pfanne bei mittlerer Hitze 3 bis 4 Minuten rösten, bis sie leicht geröstet sind und duften. In einer Küchenmaschine die gerösteten Kreuzkümmel- und Koriandersamen, Petersilie, Koriander, Jalapeños, rote Zwiebeln, Knoblauch, Zitronenschale, Zitronensaft und Olivenöl vermischen. Arbeiten, bis alles glatt ist. Beiseite legen.

3. Für gewürzte Sonnenblumenkerne den Ofen auf 300 °F vorheizen. Ein Backblech mit Backpapier auslegen; beiseite legen. Sonnenblumenkerne und 1 Teelöffel Olivenöl in einer kleinen Schüssel vermischen. Streuen Sie Smoky Seasoning über die Samen. Zum Überziehen umrühren. Sonnenblumenkerne gleichmäßig auf dem Backpapier verteilen. Etwa 10 Minuten lang backen oder bis es leicht geröstet ist.

4. Für einen Holzkohlegrill oder Gasgrill legen Sie den Lachs direkt bei mittlerer Hitze auf einen gefetteten Grillrost. Abdecken und 8 bis 12 Minuten grillen oder bis der Fisch beim Testen mit einer Gabel zu schuppen beginnt, dabei nach der Hälfte der Grillzeit einmal wenden.

5. In der Zwischenzeit die Spargelstangen für den Salat mit einem Gemüseschäler in lange, dünne Streifen schneiden.

Auf eine Platte oder eine mittelgroße Schüssel geben. (Die Spieße brechen ab, wenn sie dünner werden; auf einen Teller oder eine Schüssel geben.) Helle Zitrusvinaigrette über die gehobelten Spieße träufeln. Mit gewürzten Sonnenblumenkernen bestreuen.

6. Zum Servieren die Filets auf jeden der vier Teller legen; Löffel grünes Harissa auf jedes Filet. Mit einem Salat aus gehobeltem Spargel servieren.

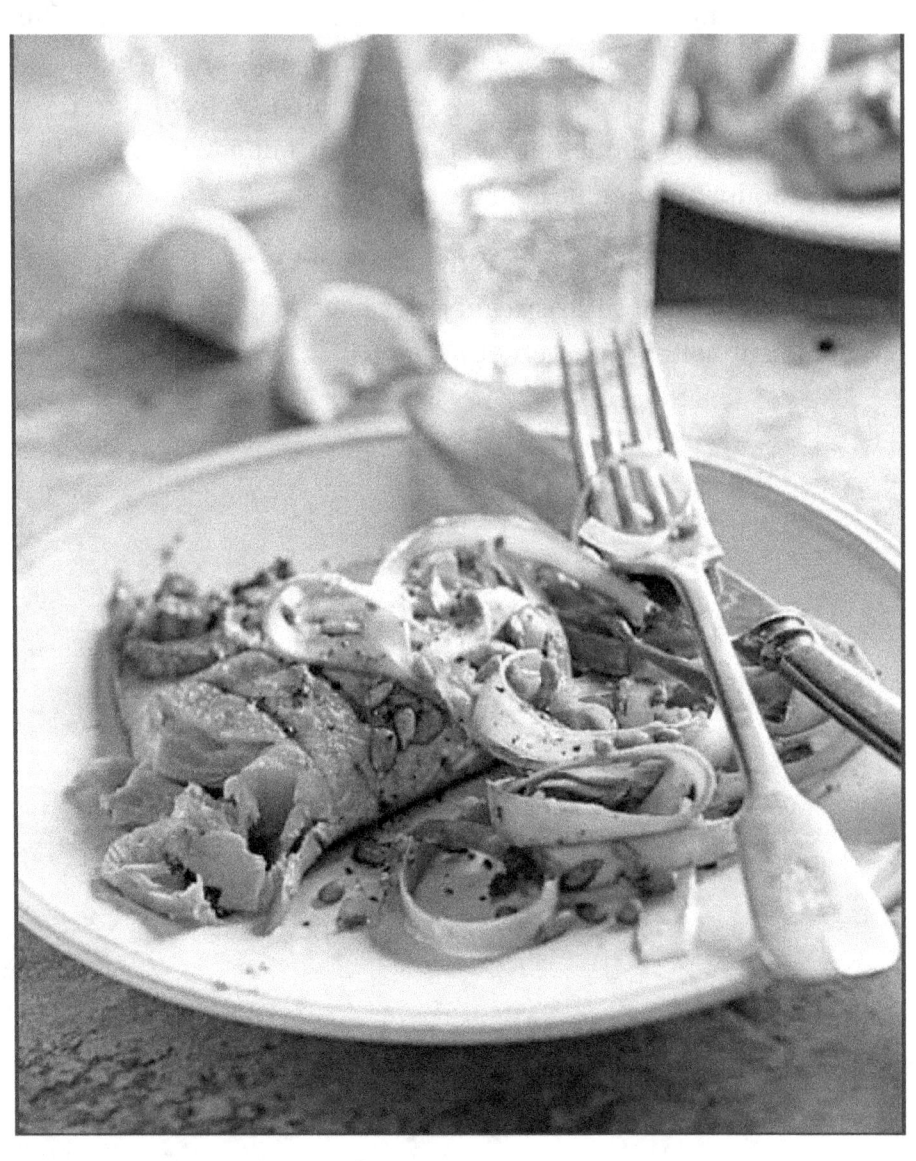

# GEGRILLTER LACHS MIT MARINIERTEM ARTISCHOCKENSALAT

VORBEREITUNG: 20 Minuten Grillen: 12 Minuten ergeben: 4 Portionen

DAS BESTE WERKZEUG IST OFT DAS WENDEN VON SALATSIND DEINE HÄNDE LASSEN SIE DEN WEICHKOHL UND DIE GEGRILLTEN ARTISCHOCKEN AM BESTEN MIT SAUBEREN HÄNDEN GLEICHMÄßIG IN DIESEM SALAT VERMISCHEN.

4 6 Unzen frische oder gefrorene Lachsfilets
1 9-Unzen-Packung gefrorene Artischockenherzen, aufgetaut und abgetropft
5 Esslöffel Olivenöl
2 Esslöffel gehackte Schalotten
1 Esslöffel fein abgeriebene Zitronenschale
¼ Tasse frischer Zitronensaft
3 Esslöffel gehackter frischer Oregano
½ TL frisch gemahlener schwarzer Pfeffer
1 EL mediterrane Gewürze (siehe Rezept)
1 5-Unzen-Paket gemischter Babysalat

1. Fisch auftauen, falls er gefroren ist. Fisch abspülen; mit einem Papiertuch trocknen. Legen Sie den Fisch beiseite.

2. In einer mittelgroßen Schüssel Artischocken mit 2 Esslöffeln Olivenöl vermischen; beiseite legen. In einer großen Schüssel 2 Esslöffel Olivenöl, Schalotten, Zitronenschale, Zitronensaft und Oregano vermischen; beiseite legen.

3. Für einen Holzkohlegrill oder Gasgrill legen Sie die Artischockenherzen in einen Grillkorb und grillen sie direkt bei mittlerer bis hoher Hitze. Abdecken und 6 bis 8 Minuten grillen oder bis es schön verkohlt und durchgeheizt ist, dabei häufig umrühren. Artischocken

vom Grill nehmen. 5 Minuten abkühlen lassen, dann die Artischocken zur Schalottenmischung geben. Pfeffern; werfen, um zu tragen. Beiseite legen.

4. Den Lachs mit dem restlichen 1 Esslöffel Olivenöl bestreichen; Mit mediterranem Gewürz bestreuen. Legen Sie den Lachs mit der gewürzten Seite nach unten direkt auf mittlere bis hohe Hitze auf den Grillrost. Abdecken und 6 bis 8 Minuten grillen oder bis der Fisch beim Testen mit einer Gabel zu schuppen beginnt, dabei nach der Hälfte der Grillzeit einmal vorsichtig wenden.

5. Den Salat mit den marinierten Artischocken in die Schüssel geben; Zum Überziehen vorsichtig umrühren. Salat mit gegrilltem Lachs servieren.

# KURZ GEBRATENER CHILE-SALBEI-LACHS MIT GRÜNER TOMATENSALSA

VORBEREITUNG: 35 Minuten Abkühlen: 2 bis 4 Stunden Rösten: 10 Minuten ergibt: 4 Portionen

„FLASH-ROASTING" BEZIEHT SICH AUF DIE TECHNIKEINE TROCKENE PFANNE IM OFEN AUF HOHE TEMPERATUR ERHITZEN, ETWAS ÖL UND DEN FISCH, DAS HUHN ODER DAS FLEISCH HINZUFÜGEN (ES BRUTZELT!) UND DAS GERICHT DANN IM OFEN FERTIGSTELLEN. DAS BRATEN IN DER DOSE VERKÜRZT DIE GARZEIT UND SORGT FÜR EINE WUNDERBAR KNUSPRIGE AUßENSEITE – UND EIN SAFTIGES, AROMATISCHES INNERES.

## LACHS
- 4 5 bis 6 Unzen frische oder gefrorene Lachsfilets
- 3 Esslöffel Olivenöl
- ¼ Tasse fein gehackte Zwiebel
- 2 Knoblauchzehen, geschält und in Scheiben geschnitten
- 1 Esslöffel gemahlener Koriander
- 1 Teelöffel gemahlener Kreuzkümmel
- 2 Teelöffel süßer Paprika
- 1 Teelöffel getrockneter Oregano, zerstoßen
- ¼ Teelöffel Cayennepfeffer
- ⅓ Tasse frischer Limettensaft
- 1 Esslöffel gehackter frischer Salbei

## GRÜNE TOMATENSALSA
- 1½ Tassen gewürfelte feste grüne Tomaten
- ⅓ Tasse fein gehackte rote Zwiebel
- 2 Esslöffel gehackter frischer Koriander
- 1 Jalapeño, entkernt und gehackt (siehe Spitze)
- 1 Knoblauchzehe, gehackt

½ Teelöffel gemahlener Kreuzkümmel
¼ Teelöffel Chilipulver
2 bis 3 Esslöffel frischer Limettensaft

1. Fisch auftauen, falls er gefroren ist. Fisch abspülen; mit einem Papiertuch trocknen. Legen Sie den Fisch beiseite.

2. Für die Chili-Salben-Paste 1 Esslöffel Olivenöl, Zwiebel und Knoblauch in einem kleinen Topf vermischen. Bei schwacher Hitze 1 bis 2 Minuten kochen lassen oder bis es duftet. Koriander und Kreuzkümmel einrühren; kochen und 1 Minute rühren. Paprika, Oregano und Cayennepfeffer unterrühren; kochen und 1 Minute rühren. Limettensaft und Salbei hinzufügen; kochen und etwa 3 Minuten lang rühren, bis ein glatter Teig entsteht; Cool.

3. Mit den Fingern beide Seiten der Filets mit Chili-Salbei-Paste bestreichen. Legen Sie den Fisch in ein Glas oder eine nicht reaktive Schüssel. gut mit Plastikfolie abdecken. 2 bis 4 Stunden kühl stellen.

4. In der Zwischenzeit für die Salsa Tomaten, Zwiebeln, Koriander, Jalapeño, Knoblauch, Kreuzkümmel und Chilipulver in einer mittelgroßen Schüssel vermischen. Zum Kombinieren gut umrühren. Mit Limettensaft beträufeln; werfen, um zu tragen.

4. Schaben Sie mit einem Gummispatel so viel Teig wie möglich vom Lachs ab. Kleber entsorgen.

5. Stellen Sie eine extra große Gusseisenpfanne in den Ofen. Ofen auf 500°F vorheizen. Backofen mit einer Pfanne darin vorheizen.

6. Nehmen Sie die heiße Pfanne aus dem Ofen. 1 Esslöffel Olivenöl in die Pfanne geben. Eine Pfanne so ausgießen, dass der Boden der Pfanne mit Öl bedeckt ist. Filets mit der Hautseite nach unten in eine Pfanne legen. Die Filetoberseiten mit dem restlichen 1 Esslöffel Olivenöl bestreichen.

7. Braten Sie den Lachs etwa 10 Minuten lang oder bis der Fisch beim Testen mit einer Gabel zu schuppen beginnt. Fisch mit Salsa servieren.

# GEBRATENER LACHS UND SPARGEL EN PAPILLOTE MIT ZITRONEN-HASELNUSS-PESTO

VORBEREITUNG: 20 Minuten  Braten: 17 Minuten  Ergibt: 4 Portionen

KOCHEN „EN PAPILLOTE" BEDEUTET EINFACH KOCHEN AUF PAPIER. ES IST AUS VIELEN GRÜNDEN EINE SCHÖNE ART ZU KOCHEN. DER FISCH UND DAS GEMÜSE WERDEN IN DER FOLIENVERPACKUNG GEDÄMPFT UND SCHLIEßEN DIE SÄFTE, AROMEN UND NÄHRSTOFFE EIN – UND ES MÜSSEN KEINE TÖPFE UND PFANNEN DANACH ABGEWASCHEN WERDEN.

- 4 6 Unzen frische oder gefrorene Lachsfilets
- 1 Tasse leicht verpackte frische Basilikumblätter
- 1 Tasse leicht verpackte frische Petersilienblätter
- ½ Tasse Haselnüsse, geröstet*
- 5 Esslöffel Olivenöl
- 1 Teelöffel fein abgeriebene Zitronenschale
- 2 Esslöffel frischer Zitronensaft
- 1 Knoblauchzehe, gehackt
- 1 Pfund dünner Spargel, geputzt
- 4 Esslöffel trockener Weißwein

1. Lachs auftauen, falls er gefroren ist. Fisch abspülen; mit einem Papiertuch trocknen. Ofen auf 400 °F vorheizen.

2. Für das Pesto Basilikum, Petersilie, Haselnüsse, Olivenöl, Zitronenschale, Zitronensaft und Knoblauch in einem Mixer oder einer Küchenmaschine vermischen. Abdecken und mixen oder verarbeiten, bis eine glatte Masse entsteht; beiseite legen.

3. Schneiden Sie vier 12-Zoll-Quadrate aus Pergamentpapier aus. Legen Sie für jedes Päckchen ein Lachsfilet in die Mitte des Pergamentquadrats. Mit einem Viertel des Spargels und 2 bis 3 Esslöffel Pesto belegen; Mit 1 Esslöffel Wein beträufeln. Nehmen Sie zwei gegenüberliegende Seiten des Pergamentpapiers und falten Sie den Fisch einige Male um. Falten Sie die Enden des Pergaments, um es zu verschließen. Wiederholen Sie diesen Vorgang, um drei weitere Pakete zu erstellen.

4. 17 bis 19 Minuten lang braten oder bis der Fisch beim Testen mit einer Gabel zu schuppen beginnt (öffnen Sie die Verpackung vorsichtig, um zu prüfen, ob er gar ist).

*Tipp: Um Haselnüsse zu rösten, heizen Sie den Ofen auf 350 °F vor. Die Nüsse in einer einzigen Schicht in einer flachen Auflaufform verteilen. 8 bis 10 Minuten backen oder bis es leicht geröstet ist, dabei einmal umrühren, um eine gleichmäßige Röstung zu erzielen. Die Nüsse leicht abkühlen lassen. Heiße Nüsse auf ein sauberes Küchentuch legen; Mit dem Handtuch abreiben, um lose Haut zu entfernen.

# GEWÜRZTER LACHS MIT PILZ-APFEL-PFANNENSAUCE

ANFANG BIS ENDE: 40 Minuten ergeben: 4 Portionen

ALL DIESE LACHSFILETSGARNIERT MIT EINER MISCHUNG AUS SAUTIERTEN PILZEN, SCHALOTTEN UND ROTEN APFELSCHEIBEN – UND SERVIERT AUF EINEM BETT AUS HELLGRÜNEM SPINAT – IST ES EIN ELEGANTES GERICHT, DAS SIE IHREN GÄSTEN SERVIEREN KÖNNEN.

1 1½ Pfund frisches oder gefrorenes ganzes Lachsfilet, mit Haut
1 TL Fenchelsamen, fein zerstoßen*
½ Teelöffel getrockneter Salbei, zerstoßen
½ Teelöffel gemahlener Koriander
¼ TL trockener Senf
¼ TL schwarzer Pfeffer
2 Esslöffel Olivenöl
1½ Tassen frische Cremini-Pilze, geviertelt
1 mittelgroße Schalotte, sehr dünn geschnitten
1 kleiner Kochapfel, geviertelt, entkernt und in dünne Scheiben geschnitten
¼ Tasse trockener Weißwein
4 Tassen frischer Spinat
Kleine Zweige frischer Salbei (optional)

1. Lachs auftauen, falls er gefroren ist. Ofen auf 425°F vorheizen. Ein großes Backblech mit Backpapier auslegen; beiseite legen. Fisch abspülen; mit einem Papiertuch trocknen. Legen Sie den Lachs mit der Hautseite nach unten auf das vorbereitete Backblech. In einer kleinen Schüssel die Fenchelsamen, ½ TL getrockneten Salbei, Koriander, Senf und Pfeffer vermischen. Gleichmäßig über den Lachs streuen; mit den Fingern verreiben.

2. Messen Sie die Dicke des Fisches. Grillen Sie den Lachs 4 bis 6 Minuten lang ½ Zoll dick oder bis der Fisch beim Testen mit einer Gabel zu schuppen beginnt.

3. In der Zwischenzeit für die Pfannensoße Olivenöl in einer großen Pfanne bei mittlerer Hitze erhitzen. Pilze und Schalotten hinzufügen; 6 bis 8 Minuten kochen oder bis die Pilze weich sind und anfangen zu bräunen, dabei gelegentlich umrühren. Äpfel hinzufügen; abdecken und weitere 4 Minuten kochen und umrühren. Wein vorsichtig hinzufügen. Ohne Deckel 2 bis 3 Minuten kochen lassen oder bis die Apfelscheiben gerade zart sind. Geben Sie die Pilzmischung mit einem Schaumlöffel in eine mittelgroße Schüssel. abdecken, um warm zu bleiben.

4. Kochen Sie den Spinat in derselben Pfanne 1 Minute lang oder bis der Spinat zusammengefallen ist, unter ständigem Rühren. Den Spinat auf vier Teller verteilen. Lachsfilets in vier gleich große Stücke schneiden, dabei die Haut einschneiden, aber nicht durchschneiden. Heben Sie die Lachsstücke mit einem großen Spatel von der Haut ab. Legen Sie auf jeden Teller eine Portion Lachs auf Spinat. Die Pilzmischung gleichmäßig über den Lachs gießen. Nach Belieben mit frischem Salbei garnieren.

*Tipp: Die Fenchelsamen mit einem Mörser oder einer Gewürzmühle fein zerstoßen.

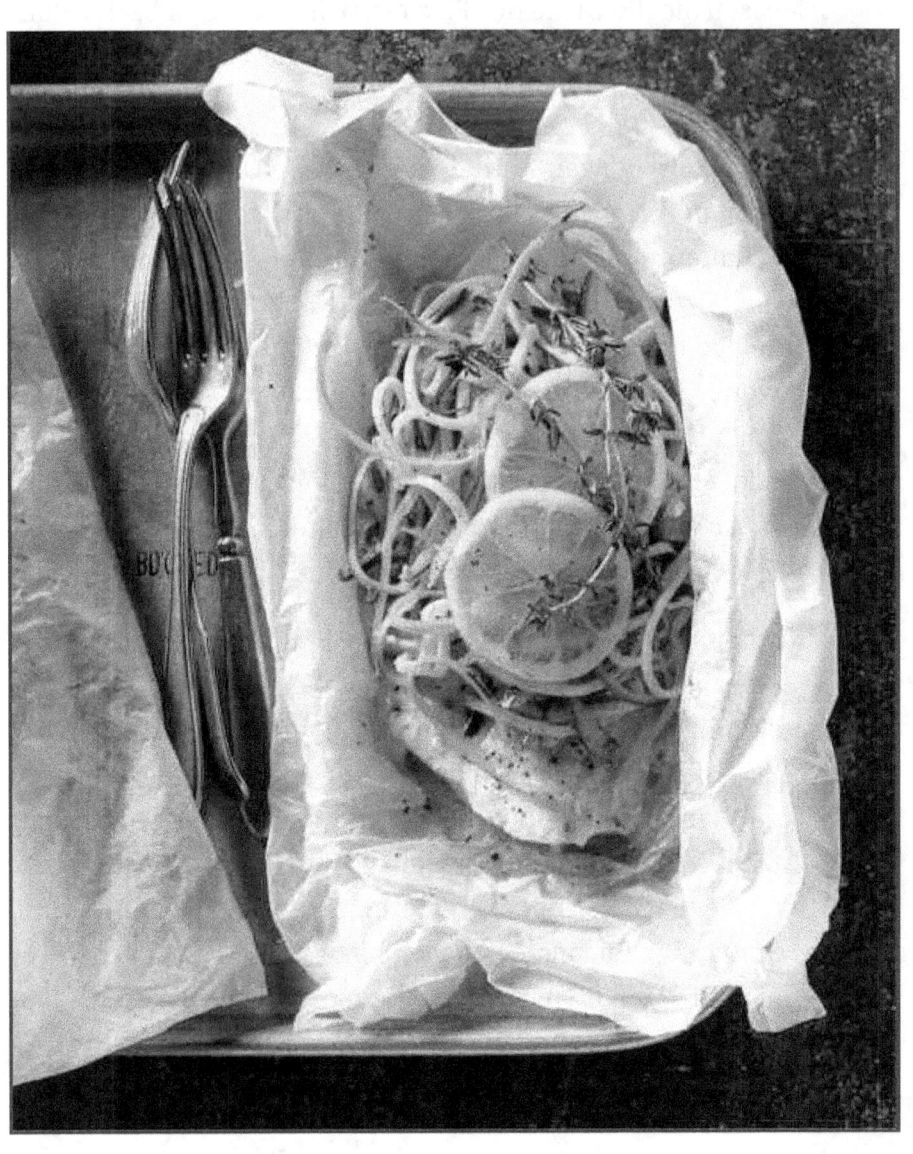

# SOLE EN PAPILLOTE MIT JULIENNE-GEMÜSE

VORBEREITUNG:30 Minuten Backen: 12 Minuten Ergibt: 4 Portionen<u>BILD</u>

SIE KÖNNEN AUF JEDEN FALL GEMÜSE IN JULIENNE SCHNEIDENMIT EINEM GUTEN SCHARFEN KOCHMESSER, IST ABER SEHR ZEITAUFWÄNDIG. JULIENNE-SCHÄLER (SIEHE<u>"AUSRÜSTUNG"</u>) ERMÖGLICHT DIE SCHNELLE HERSTELLUNG LANGER, DÜNNER UND GLEICHMÄßIGER GEMÜSESTREIFEN.

4 6 Unzen frische oder gefrorene Seezunge, Flunder oder andere feste Weißfischfilets

1 Zucchini, Julienne-Schnitt

1 große Karotte, Julienne geschnitten

½ einer roten Zwiebel, Julienne geschnitten

2 Roma-Tomaten, entkernt und fein gehackt

2 Knoblauchzehen, gehackt

1 Esslöffel Olivenöl

½ Teelöffel schwarzer Pfeffer

1 Zitrone, in 8 dünne Scheiben geschnitten, Kerne entfernt

8 Zweige frischer Thymian

4 TL Olivenöl

¼ Tasse trockener Weißwein

1. Fisch auftauen, falls er gefroren ist. Ofen auf 375°F vorheizen. In einer großen Schüssel Zucchini, Karotte, Zwiebel, Tomate und Knoblauch vermengen. 1 Esslöffel Olivenöl und ¼ Teelöffel Pfeffer hinzufügen; Zum Kombinieren gut umrühren. Legen Sie das Gemüse beiseite.

2. Schneiden Sie vier 14-Zoll-Quadrate aus Pergamentpapier aus. Fisch abspülen; mit einem Papiertuch trocknen. In die Mitte jedes Quadrats ein Filet legen. Mit dem restlichen ¼ Teelöffel Pfeffer bestreuen. Gemüse, Zitronenscheiben und Thymianzweige auf den Filets anrichten und gleichmäßig verteilen. Jeden Stapel mit 1 Teelöffel Olivenöl und 1 Esslöffel Weißwein bestreichen.

3. Ziehen Sie jeweils eine Packung nach der anderen heraus, ziehen Sie zwei gegenüberliegende Seiten des Backpapiers hoch und falten Sie den Fisch mehrmals um. Falten Sie die Enden des Pergaments, um es zu verschließen.

4. Ordnen Sie die Päckchen auf einem großen Backblech an. Etwa 12 Minuten lang backen oder bis der Fisch beim Testen mit einer Gabel zu schuppen beginnt (öffnen Sie die Verpackung vorsichtig, um zu prüfen, ob er gar ist).

5. Zum Servieren jedes Päckchen auf einen Servierteller legen; Öffnen Sie die Pakete vorsichtig.

# RUCOLA-PESTO-FISCH-TACOS MIT RAUCHIGER LIMETTENCREME

VORBEREITUNG:30 Minuten Grillen: 4 bis 6 Minuten pro Zentimeter Dicke Ergibt: 6 Portionen

SIE KÖNNEN DEN KABELJAU DURCH DIE ZUNGE ERSETZEN-NUR KEIN TILAPIA. TILAPIA IST LEIDER EINE DER SCHLECHTESTEN FISCHSORTEN. ER WIRD FAST ÜBERALL AUF BAUERNHÖFEN UND OFT UNTER SCHRECKLICHEN BEDINGUNGEN GEZÜCHTET. OBWOHL TILAPIA FAST ÜBERALL VORKOMMT, SOLLTE ER GEMIEDEN WERDEN.

- 4 4 bis 5 Unzen frische oder gefrorene Seezungenfilets, etwa ½ Zoll dick
- 1 Rezept für Rucola-Pesto (sieheRezept)
- ½ Tasse Cashewcreme (sieheRezept)
- 1 TL Smoky Spice (sieheRezept)
- ½ Teelöffel fein abgeriebene Limettenschale
- 12 Butterkohlblätter
- 1 reife Avocado, halbiert, entkernt, geschält und in dünne Scheiben geschnitten
- 1 Tasse gehackte Tomate
- ¼ Tasse gehackter frischer Koriander
- 1 Limette, in Spalten geschnitten

1. Fisch auftauen, falls er gefroren ist. Fisch abspülen; mit einem Papiertuch trocknen. Legen Sie den Fisch beiseite.

2. Reiben Sie ein wenig Rucola-Pesto auf beiden Seiten des Fisches ein.

3. Für einen Holzkohle- oder Gasgrill legen Sie den Fisch direkt bei mittlerer Hitze auf einen gefetteten Rost. Abdecken und 4 bis 6 Minuten grillen oder bis der Fisch beim Testen

mit einer Gabel zu schuppen beginnt, dabei nach der Hälfte der Grillzeit einmal wenden.

4. In der Zwischenzeit für die Smoky Lime Cream Cashewcreme, Smoky Spice und Limettenschale in einer kleinen Schüssel verrühren.

5. Den Fisch mit einer Gabel in Stücke brechen. Butterblätter mit Fisch, Avocadoscheiben und Tomaten füllen; Mit Koriander bestreuen. Tacos mit Smoky Lime Cream beträufeln. Mit Limettenschnitzen servieren und über die Tacos drücken.

# SEEZUNGE MIT MANDELKRUSTE

VORBEREITUNG: 15 Minuten kochen: 3 Minuten ergeben: 2 Portionen

NUR EIN WENIG MANDELMEHLVERLEIHT DIESEM AUßERGEWÖHNLICH SCHNELL GEBRATENEN FISCH, SERVIERT MIT CREMIGER MAYONNAISE UND EINEM SPRITZER FRISCHER ZITRONE, EINE WUNDERSCHÖNE KRUSTE.

12 Unzen frische oder gefrorene Seezungenfilets
1 EL Zitronen-Kräuter-Gewürz (siehe<u>Rezept</u>)
¼ bis ½ Teelöffel schwarzer Pfeffer
⅓ Tasse Mandelmehl
2 bis 3 Esslöffel Olivenöl
¼ Tasse Paleo Mayo (siehe<u>Rezept</u>)
1 Teelöffel gehackter frischer Dill
Zitronenboote

1. Fisch auftauen, falls er gefroren ist. Fisch abspülen; mit einem Papiertuch trocknen. Zitronen-Kräuter-Gewürz und Pfeffer in einer kleinen Schüssel vermischen. Bestreichen Sie beide Seiten der Filets mit der Gewürzmischung und drücken Sie sie leicht an, damit sie haften. Mandelmehl auf einem großen Teller verteilen. Tauchen Sie eine Seite jedes Filets in das Mandelmehl und drücken Sie es leicht an, damit es festklebt.

2. In einer großen Pfanne bei mittlerer bis hoher Hitze so viel Öl erhitzen, dass die Pfanne bedeckt ist. Den Fisch mit der beschichteten Seite nach unten hinzufügen. 2 Minuten kochen lassen. Drehen Sie den Fisch vorsichtig um. Noch etwa 1 Minute garen oder bis der Fisch beim Testen mit einer Gabel zu schuppen beginnt.

3. Für die Soße Paleo Mayo und Dill in einer kleinen Schüssel verrühren. Den Fisch mit Soße und Zitronenschnitzen servieren.

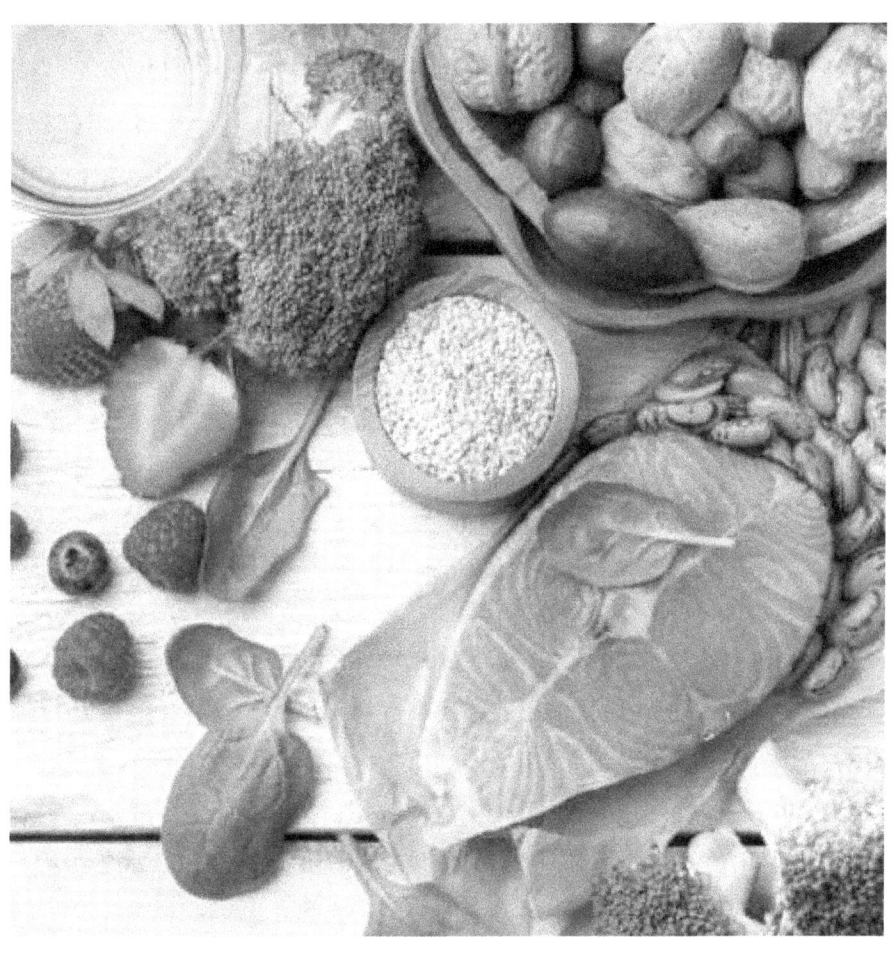

# GEGRILLTE KABELJAU- UND ZUCCHINI-PÄCKCHEN MIT EINER WÜRZIGEN MANGO-BASILIKUM-SAUCE

VORBEREITUNG: 20 Minuten Grillen: 6 Minuten ergeben: 4 Portionen

1 bis 1½ Pfund frischer oder gefrorener Kabeljau, ½ bis 1 Zoll dick
4 24 Zoll lange Stücke 12 Zoll breiter Aluminiumfolie
1 mittelgroße Zucchini, in Julienne-Streifen geschnitten
Zitronen-Kräuter-Gewürz (siehe Rezept)
¼ Tasse Chipotle Paleo Mayo (siehe Rezept)
1 bis 2 Esslöffel pürierte reife Mango*
1 EL frischer Limetten- oder Zitronensaft oder Reisweinessig
2 Esslöffel gehacktes frisches Basilikum

1. Fisch auftauen, falls er gefroren ist. Fisch abspülen; mit einem Papiertuch trocknen. Den Fisch in vier portionierte Stücke schneiden.

2. Falten Sie jedes Stück Folie in der Mitte, um ein Quadrat mit doppelter Dicke und einer Kantenlänge von 12 Zoll zu erhalten. Legen Sie eine Portion Fisch in die Mitte eines Quadrats Aluminiumfolie. Mit einem Viertel der Zucchini belegen. Mit Zitronen-Kräuter-Gewürz bestreuen. Nehmen Sie zwei gegenüberliegende Seiten der Folie und falten Sie die Zucchini und den Fisch einige Male darüber. Falten Sie die Enden der Folie. Wiederholen Sie diesen Vorgang, um drei weitere Pakete zu erstellen. Für die Soße Chipotle Paleo Mayo, Mango, Limettensaft und Basilikum in einer kleinen Schüssel verrühren. beiseite legen.

3. Für einen Holzkohlegrill oder Gasgrill legen Sie ein Päckchen bei mittlerer Hitze direkt auf den Ölgrill. Abdecken und 6 bis 9 Minuten grillen, oder bis der Fisch beim Testen mit einer Gabel zu schuppen beginnt und die Zucchini knusprig ist (öffnen Sie die Verpackung vorsichtig, um den Gargrad zu testen). Drehen Sie die Packungen beim Grillen nicht um. Belegen Sie jede Portion mit Soße.

*Tipp: Für Mangopüree ¼ Tasse gehackte Mango und 1 Esslöffel Wasser in einem Mixer pürieren. Abdecken und glatt rühren. Restliches Mangopüree zum Smoothie hinzufügen.

# IM RIESLING POCHIERTER KABELJAU MIT MIT PESTO GEFÜLLTEN TOMATEN

VORBEREITUNG:30 Minuten kochen: 10 Minuten ergeben: 4 Portionen

1 bis 1½ Pfund frische oder gefrorene Kabeljaufilets, etwa 1 Zoll dick
4 Roma-Tomaten
3 Esslöffel Basilikumpesto (sieheRezept)
¼ Teelöffel schwarzer Pfeffer
1 Tasse trockener Riesling oder Sauvignon Blanc
1 Zweig frischer Thymian oder ½ Teelöffel getrockneter Thymian, zerstoßen
1 Lorbeerblatt
½ Tasse Wasser
2 Esslöffel gehackte rote Zwiebel
Zitronenboote

1. Fisch auftauen, falls er gefroren ist. Tomaten waagerecht halbieren. Schneiden Sie die Kerne und einen Teil des Fruchtfleisches heraus. (Wenn nötig, damit die Tomaten flach liegen, schneiden Sie eine sehr dünne Scheibe vom Ende ab und achten Sie darauf, dass kein Loch in den Boden der Tomate entsteht.) Geben Sie etwas Pesto in jede Tomatenhälfte; mit gebrochenem Pfeffer bestreuen; beiseite legen.

2. Fisch abspülen; mit einem Papiertuch trocknen. Den Fisch in vier Stücke schneiden. Stellen Sie einen Dampfkorb in einen großen Topf mit dicht schließendem Deckel. Geben Sie etwa ½ Zoll Wasser in die Pfanne. Zum Kochen bringen; Hitze auf mittlere Stufe reduzieren. Die Tomaten mit der Schnittfläche nach oben in den Korb geben. Abdecken und 2 bis 3 Minuten lang dämpfen, bis es durchgeheizt ist.

3. Tomaten auf einen Teller legen; abdecken, um warm zu bleiben. Nehmen Sie den Dampfkorb aus der Pfanne. Wasser entsorgen. Wein, Thymian, Lorbeerblatt und ½ Tasse Wasser in die Pfanne geben. Zum Kochen bringen; Reduzieren Sie die Hitze auf mittel-niedrig. Fisch und Zwiebeln hinzufügen. Zugedeckt 8 bis 10 Minuten köcheln lassen oder bis der Fisch beim Testen mit einer Gabel zu schuppen beginnt.

4. Den Fisch mit etwas Pochierflüssigkeit bestreichen. Den Fisch mit mit Pesto gefüllten Tomaten und Zitronenschnitzen servieren.

# GERÖSTETER KABELJAU MIT PISTAZIEN-KORIANDER-KRUSTE AUF ZERDRÜCKTEN SÜßKARTOFFELN

VORBEREITUNG: 20 Minuten kochen: 10 Minuten grillen: 4 bis 6 Minuten pro ½ Zoll Dicke ergibt: 4 Portionen

1 bis 1½ Pfund frischer oder gefrorener Kabeljau
Olivenöl oder raffiniertes Kokosöl
2 Esslöffel gemahlene Pistazien, Pekannüsse oder Mandeln
1 Eiweiß
½ TL fein abgeriebene Zitronenschale
1½ Pfund Süßkartoffeln, geschält und gewürfelt
2 Knoblauchzehen
1 Esslöffel Kokosöl
1 EL geriebener frischer Ingwer
½ Teelöffel gemahlener Kreuzkümmel
¼ Tasse Kokosmilch (wie Nature's Way)
4 TL Korianderpesto oder Basilikumpesto (siehe Rezepte)

1. Fisch auftauen, falls er gefroren ist. Kohl vorheizen. Ölständer auf einer Grillpfanne. In einer kleinen Schüssel Nüsse, Eiweiß und Zitronenschale vermengen. beiseite legen.

2. Für die zerkleinerten Süßkartoffeln Süßkartoffeln und Knoblauch in einem mittelgroßen Topf in ausreichend kochendem Wasser 10 bis 15 Minuten lang oder bis sie weich sind kochen. Drainage; Süßkartoffeln und Knoblauch wieder in den Topf geben. Zum Zerstampfen von Süßkartoffeln verwenden Sie einen Kartoffelstampfer. 1 Esslöffel Kokosöl, Ingwer und Kreuzkümmel unterrühren. In Kokosmilch pürieren, bis es leicht und locker ist.

3. Fisch abspülen; mit einem Papiertuch trocknen. Den Fisch in vier Stücke schneiden und auf den vorbereiteten, unbeheizten Rost einer Grillpfanne legen. Stecken Sie alle dünnen Kanten unter. Bestreichen Sie jeden Bissen mit Korianderpesto. Die Nussmischung auf das Pesto geben und vorsichtig verteilen. Grillen Sie den Fisch 10 cm von der Hitze entfernt 4 bis 6 Minuten lang bei einer Dicke von ½ Zoll oder bis der Fisch beim Testen mit einer Gabel zu schuppen beginnt, und decken Sie ihn in der Nähe des Grills mit Folie ab, wenn die Haut anfängt zu brennen. Fisch mit Süßkartoffeln servieren.

# ROSMARIN-MANDARINEN-KABELJAU MIT GERÖSTETEM BROKKOLI

VORBEREITUNG:15 Minuten Marinieren: bis zu 30 Minuten Backen: 12 Minuten ergibt: 4 Portionen

1 bis 1½ Pfund frischer oder gefrorener Kabeljau
1 Teelöffel fein abgeriebene Mandarinenschale
½ Tasse frischer Mandarinen- oder Orangensaft
4 Esslöffel Olivenöl
2 Teelöffel gehackter frischer Rosmarin
¼ bis ½ Teelöffel schwarzer Pfeffer
1 Teelöffel fein abgeriebene Mandarinenschale
3 Tassen Brokkoli
¼ Teelöffel zerstoßener roter Pfeffer
Mandarinenscheiben, entkernt

1. Den Ofen auf 450 °F vorheizen. Tauen Sie den Fisch auf, falls er gefroren ist. Fisch abspülen; mit einem Papiertuch trocknen. Den Fisch in vier portionierte Stücke schneiden. Messen Sie die Dicke des Fisches. Mandarinenschale, Mandarinensaft, 2 Esslöffel Olivenöl, Rosmarin und schwarzen Pfeffer in einer flachen Schüssel vermischen; Fisch hinzufügen. Abdecken und bis zu 30 Minuten im Kühlschrank marinieren lassen.

2. Den Brokkoli in einer großen Schüssel mit den anderen 2 EL Olivenöl und der zerstoßenen roten Paprika vermischen. In eine 2-Liter-Auflaufform geben.

3. Eine flache Auflaufform leicht mit zusätzlichem Olivenöl bestreichen. Den Fisch abtropfen lassen und die Marinade auffangen. Legen Sie den Fisch in die Pfanne und stecken Sie ihn unter alle dünnen Ränder. Fisch und Brokkoli in

den Ofen geben. Brokkoli 12 bis 15 Minuten backen oder bis er knusprig ist, dabei nach der Hälfte der Garzeit einmal umrühren. Backen Sie den Fisch 4 bis 6 Minuten pro ½ Zoll Fischdicke oder bis der Fisch beim Testen mit einer Gabel zu schuppen beginnt.

4. In einem kleinen Topf die beiseite gestellte Marinade zum Kochen bringen; 2 Minuten kochen lassen. Die Marinade über den gekochten Fisch träufeln. Den Fisch mit Brokkoli und Mandarinenscheiben servieren.

# CURRY-KABELJAU-SALAT-WRAP MIT EINGELEGTEN RADIESCHEN

VORBEREITUNG: 20 Minuten stehen lassen: 20 Minuten kochen: 6 Minuten ergibt: 4 PortionenBILD

1 Pfund frische oder gefrorene Kabeljaufilets
6 Radieschen, grob gerieben
6 bis 7 Esslöffel Apfelessig
½ TL zerstoßener roter Pfeffer
2 Esslöffel unraffiniertes Kokosöl
¼ Tasse Mandelbutter
1 Knoblauchzehe, gehackt
2 Teelöffel fein geriebener Ingwer
2 Esslöffel Olivenöl
1½ bis 2 Teelöffel Currypulver ohne Salz
4 bis 8 Grünkohlblätter oder Salatblätter
1 rote Paprika, in Julienne-Streifen geschnitten
2 Esslöffel gehackter frischer Koriander

1. Fisch auftauen, falls er gefroren ist. In einer mittelgroßen Schüssel Radieschen, 4 Esslöffel Essig und ¼ Teelöffel zerstoßenen roten Pfeffer vermischen; 20 Minuten stehen lassen, dabei gelegentlich umrühren.

2. Für die Mandelbuttersauce das Kokosöl in einem kleinen Topf bei schwacher Hitze schmelzen. Mandelbutter glatt rühren. Knoblauch, Ingwer und ¼ Teelöffel zerstoßenen roten Pfeffer hinzufügen. Vom Herd nehmen. Fügen Sie die restlichen 2 bis 3 Esslöffel Apfelessig hinzu und rühren Sie, bis eine glatte Masse entsteht. beiseite legen. (Die Soße wird durch Zugabe von Essig etwas dicker.)

3. Fisch abspülen; mit einem Papiertuch trocknen. Olivenöl und Currypulver bei mittlerer Hitze in einer großen

Pfanne erhitzen. Fisch hinzufügen; 3 bis 6 Minuten garen oder bis der Fisch beim Testen mit einer Gabel zu schuppen beginnt, dabei nach der Hälfte der Garzeit einmal wenden. Den Fisch mit zwei Gabeln grob zerteilen.

4. Radieschen abtropfen lassen; Werfen Sie die Marinade weg. Etwas Fisch, Paprikastreifen, Radieschenmischung und Mandelbutter-Dressing in jedes Salatblatt geben. Mit Koriander bestreuen. Wickeln Sie das Papier um die Füllung. Befestigen Sie die Verpackung bei Bedarf mit Holzzahnstochern.

# GEBRATENER SCHELLFISCH MIT ZITRONE UND FENCHEL

VORBEREITUNG: 25 Minuten Braten: 50 Minuten Ergibt: 4 Portionen

SCHELLFISCH, PLÖTZE UND KABELJAU SIND ALLE VORHANDENMILDES, FESTES, WEIßES FRUCHTFLEISCH. SIE SIND IN DEN MEISTEN REZEPTEN AUSTAUSCHBAR, SO AUCH IN DIESEM EINFACHEN GERICHT AUS GEBACKENEM FISCH UND GEMÜSE MIT KRÄUTERN UND WEIN.

- 4 6 Unzen frische oder gefrorene Schellfisch-, Seelachs- oder Kabeljaufilets, etwa ½ Zoll dick
- 1 große Fenchelknolle, entkernt und in Scheiben geschnitten, die Blätter beiseite gelegt und gehackt
- 4 mittelgroße Karotten, vertikal halbiert und in 2 bis 3 Zoll große Stücke geschnitten
- 1 rote Zwiebel, halbiert und in Scheiben geschnitten
- 2 Knoblauchzehen, gehackt
- 1 Zitrone, in dünne Scheiben geschnitten
- 3 Esslöffel Olivenöl
- ½ Teelöffel schwarzer Pfeffer
- ¾ Tasse trockener Weißwein
- 2 Esslöffel fein gehackte frische Petersilie
- 2 Esslöffel gehackte frische Fenchelblüten
- 2 Teelöffel fein abgeriebene Zitronenschale

1. Fisch auftauen, falls er gefroren ist. Ofen auf 400 °F vorheizen. Fenchel, Karotten, Zwiebeln, Knoblauch und Zitronenscheiben in einer rechteckigen 3-Liter-Auflaufform vermischen. Mit 2 Esslöffeln Olivenöl beträufeln und mit ¼ Teelöffel Pfeffer bestreuen; werfen, um zu tragen. Wein in eine Schüssel gießen. Decken Sie die Form mit Folie ab.

2. 20 Minuten rösten. Aufdecken; Rühren Sie die Gemüsemischung um. Weitere 15 bis 20 Minuten rösten oder bis das Gemüse knusprig ist. Rühren Sie die Gemüsemischung um. Den Fisch mit ¼ Teelöffel Pfeffer bestreuen; Legen Sie den Fisch auf die Gemüsemischung. Mit dem restlichen 1 Esslöffel Olivenöl beträufeln. Etwa 8 bis 10 Minuten grillen oder bis der Fisch beim Testen mit einer Gabel zu schuppen beginnt.

3. Petersilie, Fenchel und Zitronenschale in einer kleinen Schüssel vermischen. Zum Servieren die Fisch-Gemüse-Mischung auf Teller verteilen. Den Bratensaft über Fisch und Gemüse gießen. Mit Petersilienmischung bestreuen.

# PEKANNUSSKRUSTEN-SNAPS MIT REMOULADE UND OKRASCHOTEN UND TOMATEN NACH CAJUN-ART

VORBEREITUNG:1 Stunde kochen: 10 Minuten backen: 8 Minuten ergibt: 4 Portionen

DAS FISCHGERICHT DIESER FIRMADIE ZUBEREITUNG DAUERT EIN WENIG, ABER DER REICHHALTIGE GESCHMACK IST DIE MÜHE WERT. REMOULADE – EINE SAUCE AUF MAYONNAISE-BASIS MIT SENF, ZITRONE UND CAJUN-GEWÜRZEN UND GARNIERT MIT GEHACKTER ROTER PAPRIKA, ZWIEBELN UND PETERSILIE – KANN EINEN TAG IM VORAUS ZUBEREITET UND GEKÜHLT WERDEN.

- 4 Esslöffel Olivenöl
- ½ Tasse fein gehackte Pekannüsse
- 2 Esslöffel gehackte frische Petersilie
- 1 Esslöffel gehackter frischer Thymian
- 2 8-Unzen-Red Snapper-Filets, ½ Zoll dick
- 4 Teelöffel Cajun-Gewürz (siehe Rezept)
- ½ Tasse gewürfelte Zwiebel
- ½ Tasse gewürfelter grüner Pfeffer
- ½ Tasse geschnittener Sellerie
- 1 Esslöffel gehackter Knoblauch
- 1 Pfund frische Okraschoten, in 2,5 cm dicke Scheiben geschnitten (oder frischer Spargel, in 2,5 cm dicke Scheiben geschnitten)
- 8 Unzen Trauben- oder Kirschtomaten, halbiert
- 2 Teelöffel gehackter frischer Thymian
- Schwarzer Pfeffer
- Remoulade (siehe Rezept rechts)

1. 1 Esslöffel Olivenöl bei mittlerer Hitze erhitzen. Fügen Sie die Pekannüsse hinzu und rösten Sie sie unter häufigem

Rühren etwa 5 Minuten lang oder bis sie goldbraun sind und duften. Pekannüsse in eine kleine Schüssel geben und abkühlen lassen. Petersilie und Thymian hinzufügen und beiseite stellen.

2. Den Ofen auf 400 °F vorheizen. Ein Backblech mit Backpapier oder Alufolie auslegen. Legen Sie die Schnapperfilets mit der Hautseite nach unten auf das Backblech und streuen Sie jeweils 1 Teelöffel Cajun-Gewürz darüber. Mit einem Backpinsel 2 Esslöffel Olivenöl auf den Filets verteilen. Verteilen Sie die Pekannussmischung gleichmäßig auf die Filets und drücken Sie die Pekannüsse vorsichtig auf die Oberfläche des Fisches, damit sie daran haften. Bedecken Sie freiliegende Stellen des Fischfilets nach Möglichkeit mit Nüssen. Backen Sie den Fisch 8 bis 10 Minuten lang oder bis er mit der Messerspitze leicht zerfällt.

3. Den restlichen 1 Esslöffel Olivenöl in einer großen Pfanne bei mittlerer bis hoher Hitze erhitzen. Zwiebel, Paprika, Sellerie und Knoblauch hinzufügen. 5 Minuten kochen und rühren, bis das Gemüse knusprig ist. Fügen Sie geschnittene Okraschoten (oder Spargel, falls verwendet) und Tomaten hinzu; 5 bis 7 Minuten kochen lassen oder bis die Okraschoten knusprig sind und die Tomaten anfangen zu platzen. Vom Herd nehmen und mit Thymian und schwarzem Pfeffer abschmecken. Gemüse mit Schnapper und Remoulade servieren.

Remoulade: In einer Küchenmaschine ½ Tasse gehackte rote Paprika, ¼ Tasse gehackte Zwiebeln und 2 Esslöffel gehackte frische Petersilie fein pürieren. Fügen Sie ¼

Tasse Paleo Mayo hinzu (siehe Rezept), ¼ Tasse Senf nach Dijon-Art (siehe Rezept), 1½ TL Zitronensaft und ¼ TL Cajun-Gewürz (siehe Rezept). Pulsieren, bis alles gut vermischt ist. In eine Schüssel umfüllen und bis zum Servieren im Kühlschrank aufbewahren. (Remoulade kann 1 Tag vorher zubereitet und gekühlt werden.)

# ESTRAGON-THUNFISCH-PASTETCHEN MIT AVOCADO-ZITRONEN-AÏOLI

VORBEREITUNG:25 Minuten kochen: 6 Minuten ergeben: 4 PortionenBILD

NEBEN LACHS GEHÖRT AUCH THUNFISCH DAZUAUS SELTENEN FISCHARTEN, DIE FEIN GEHACKT UND ZU HAMBURGERN GEFORMT WERDEN KÖNNEN. ACHTEN SIE DARAUF, DEN THUNFISCH IN DER KÜCHENMASCHINE NICHT ZU STARK ZU VERARBEITEN – EINE ÜBERMÄßIGE VERARBEITUNG MACHT IHN ZÄHER.

1 Pfund frische oder gefrorene Thunfischfilets ohne Haut

1 Eiweiß, leicht geschlagen

¾ Tasse gemahlenes goldenes Leinsamenmehl

1 EL frisch geriebener Estragon oder Dill

2 Esslöffel gehackter frischer Schnittlauch

1 Teelöffel fein abgeriebene Zitronenschale

2 Esslöffel Leinsamenöl, Avocadoöl oder Olivenöl

1 mittelgroße Avocado, entkernt

3 Esslöffel Paleo Mayo (sieheRezept)

1 Teelöffel fein abgeriebene Zitronenschale

2 Teelöffel frischer Zitronensaft

1 Knoblauchzehe, gehackt

4 Unzen Babyspinat (etwa 4 Tassen dicht gepackt)

⅓ Tasse geröstete Knoblauchvinaigrette (sieheRezept)

1 Granny-Smith-Apfel, entkernt und in streichholzgroße Stücke geschnitten

¼ Tasse gehackte geröstete Walnüsse (sieheSpitze)

1. Fisch auftauen, falls er gefroren ist. Fisch abspülen; mit einem Papiertuch trocknen. Den Fisch in 3,5 cm große Stücke schneiden. Geben Sie den Fisch in eine Küchenmaschine. Mit Ein-/Aus-Pulsen verarbeiten, bis es

fein gehackt ist. (Achten Sie darauf, nicht zu viel zu verarbeiten, sonst wird der Kuchen hart.) Legen Sie den Fisch beiseite.

2. Eiweiß, ¼ Tasse Leinsamenmehl, Estragon, Schnittlauch und Zitronenschale in einer mittelgroßen Schüssel vermischen. Fisch hinzufügen; Vorsichtig umrühren, um alles zu vermischen. Aus der Fischmischung vier ½ Zoll dicke Frikadellen formen.

3. Geben Sie die restliche halbe Tasse Leinsamenmehl in eine flache Schüssel. Tauchen Sie die Kuchen in die Leinsamenmischung und wenden Sie sie gleichmäßig.

4. Öl bei mittlerer Hitze in einer großen Pfanne erhitzen. Thunfischfrikadellen in heißem Öl 6 bis 8 Minuten garen oder bis ein horizontal in das Frikadellen eingesetztes Schnellanzeigethermometer 160 °F anzeigt, dabei nach der Hälfte der Garzeit einmal umdrehen.

5. In der Zwischenzeit für die Aïoli die Avocado in einer mittelgroßen Schüssel mit einer Gabel zerdrücken. Paleo Mayo, Zitronenschale, Zitronensaft und Knoblauch hinzufügen. Pürieren, bis alles gut vermischt und fast glatt ist.

6. Geben Sie den Spinat in eine mittelgroße Schüssel. Spinat mit gerösteter Knoblauchvinaigrette beträufeln; werfen, um zu tragen. Für jede Portion eine Thunfischkugel und ein Viertel des Spinats auf einen Servierteller legen. Top Thunfisch mit etwas Aïoli. Spinat mit Äpfeln und Walnüssen belegen. Sofort servieren.

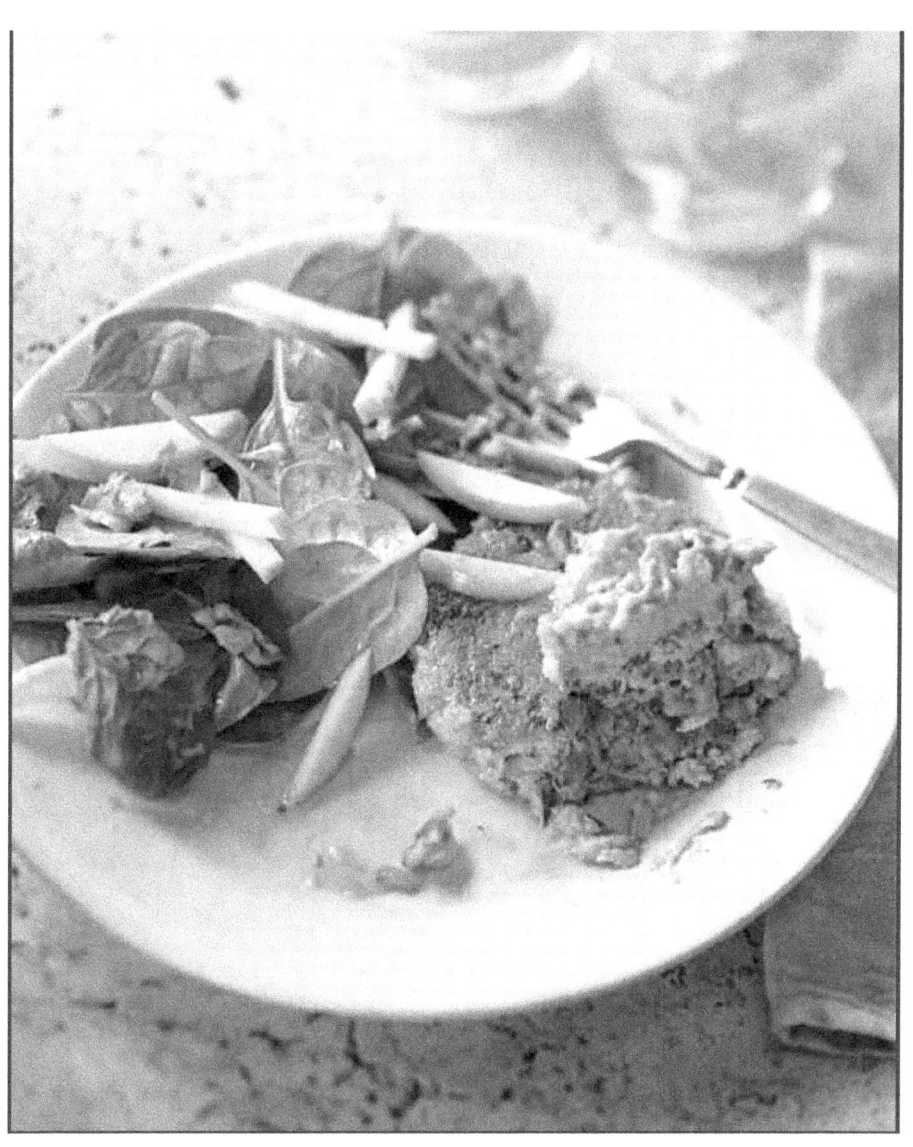

# GESTREIFTE BASS-TAJINE

VORBEREITUNG:50 Minuten abkühlen lassen: 1 bis 2 Stunden kochen: 22 Minuten backen: 25 Minuten ergibt: 4 Portionen

TAJINE IST DER NAME VONSOWOHL EINE ART NORDAFRIKANISCHES GERICHT (EINE ART EINTOPF) ALS AUCH DER KONISCHE TOPF, IN DEM ES GEKOCHT WIRD. WENN SIE KEINE HABEN, REICHT EINE ABGEDECKTE BACKFORM VÖLLIG AUS. CHERMOULA IST EINE DICKE NORDAFRIKANISCHE KRÄUTERPASTE, DIE AM HÄUFIGSTEN ALS MARINADE FÜR FISCH VERWENDET WIRD. SERVIEREN SIE DIESES FARBENFROHE FISCHGERICHT MIT SÜßKARTOFFEL- ODER BLUMENKOHLPÜREE.

- 4 6 Unzen frische oder gefrorene Streifenbarsch- oder Heilbuttfilets mit Haut
- 1 Bund Koriander, gehackt
- 1 TL fein abgeriebene Zitronenschale (beiseite stellen)
- ¼ Tasse frischer Zitronensaft
- 4 Esslöffel Olivenöl
- 5 Knoblauchzehen, gehackt
- 4 Teelöffel gemahlener Kreuzkümmel
- 2 Teelöffel süßer Paprika
- 1 TL gemahlener Koriander
- ¼ TL gemahlener Anis
- 1 große Zwiebel, geschält, halbiert und in dünne Scheiben geschnitten
- 1 15-Unzen-Dose ungesalzene, über dem Feuer geröstete, gewürfelte Tomaten, nicht abgetropft
- ½ Tasse Hühnerknochenbrühe (sieheRezept) oder Hühnerbrühe ohne Salz
- 1 große gelbe Paprika, entkernt und in ½-Zoll-Streifen geschnitten
- 1 große orangefarbene Paprika, entkernt und in ½-Zoll-Streifen geschnitten

1. Fisch auftauen, falls er gefroren ist. Fisch abspülen; mit einem Papiertuch trocknen. Fischfilets in eine flache,

nichtmetallische Auflaufform legen. Legen Sie den Fisch beiseite.

2. Für die Chermoula Koriander, Zitronensaft, 2 Esslöffel Olivenöl, 4 gehackte Knoblauchzehen, Kreuzkümmel, Paprika, Koriander und Anis in einem Mixer oder einer kleinen Küchenmaschine vermischen. Fertig und glatt gearbeitet.

3. Die Hälfte der Chermoula über den Fisch legen und den Fisch wenden, sodass beide Seiten bedeckt sind. Abdecken und 1 bis 2 Stunden im Kühlschrank lagern. Mit der restlichen Chermoula bedecken; Bei Zimmertemperatur stehen lassen, bis es benötigt wird.

4. Den Ofen auf 325 °F vorheizen. In einer großen Pfanne die restlichen 2 Esslöffel Öl bei mittlerer bis hoher Hitze erhitzen. Zwiebeln hinzufügen; 4 bis 5 Minuten kochen und rühren, bis es weich ist. Den Rest einer gehackten Knoblauchzehe unterrühren; kochen und 1 Minute rühren. Beiseite gestellte Chermoula, Tomaten, Hühnerknochenbrühe, Paprikastreifen und Zitronenschale hinzufügen. Zum Kochen bringen; Fieber senken. Ohne Deckel 15 Minuten köcheln lassen. Falls gewünscht, die Mischung auf die Tajine geben; Mit Fisch und restlichem Chermoula aus der Schüssel belegen. Abdeckung; 25 Minuten backen. Sofort servieren.

# HEILBUTT IN KNOBLAUCH-GARNELENSAUCE MIT SOFFRITO COLLARD GREENS

VORBEREITUNG: 30 Minuten kochen: 19 Minuten ergeben: 4 Portionen

ES GIBT VERSCHIEDENE QUELLEN UND ARTEN VON HEILBUTT. UND SIE KÖNNEN VON SEHR UNTERSCHIEDLICHER QUALITÄT SEIN – UND UNTER SEHR UNTERSCHIEDLICHEN BEDINGUNGEN GEFANGEN WERDEN. DIE NACHHALTIGKEIT DES FISCHES, DIE UMGEBUNG, IN DER ER LEBT, UND DIE BEDINGUNGEN, UNTER DENEN ER GEZÜCHTET/GEFANGEN WIRD, SIND FAKTOREN, DIE DARÜBER ENTSCHEIDEN, WELCHER FISCH EINE GUTE WAHL FÜR DEN VERZEHR IST. BESUCHEN SIE DIE WEBSITE DES MONTEREY BAY AQUARIUM ([WWW.SEAFOODWATCH.ORG](WWW.SEAFOODWATCH.ORG)) FINDEN SIE DIE NEUESTEN INFORMATIONEN DARÜBER, WELCHEN FISCH SIE ESSEN UND WELCHEN SIE MEIDEN SOLLTEN.

4 6 Unzen frische oder gefrorene Heilbuttfilets, etwa 2,5 cm dick

Schwarzer Pfeffer

6 Esslöffel natives Olivenöl extra

½ Tasse fein gehackte Zwiebel

¼ Tasse gewürfelte rote Paprika

2 Knoblauchzehen, gehackt

¾ Teelöffel geräuchertes Paprikapulver

½ Teelöffel gehackter frischer Oregano

4 Tassen Grünkohl, entstielt, in ¼ Zoll dicke Streifen geschnitten (ca. 12 Unzen)

⅓ Tasse Wasser

8 Unzen mittelgroße Garnelen, geschält, entdarmt und grob gehackt

4 Knoblauchzehen, in dünne Scheiben geschnitten

¼ bis ½ Teelöffel zerstoßener roter Pfeffer

⅓ Tasse trockener Sherry
2 Esslöffel Zitronensaft
¼ Tasse gehackte frische Petersilie

1. Fisch auftauen, falls er gefroren ist. Fisch abspülen; mit einem Papiertuch trocknen. Den Fisch über den Pfeffer streuen. 2 Esslöffel Olivenöl bei mittlerer Hitze in einer großen Pfanne erhitzen. Filets hinzufügen; 10 Minuten kochen lassen oder bis es goldbraun ist und Flocken bildet, wenn man es mit einer Gabel testet, dabei nach der Hälfte der Garzeit einmal wenden. Den Fisch auf einen Teller geben und zum Warmhalten mit Folie abdecken.

2. In der Zwischenzeit 1 Esslöffel Olivenöl bei mittlerer Hitze in einer anderen großen Pfanne erhitzen. Zwiebel, Paprika, 2 Knoblauchzehen, Paprika und Oregano hinzufügen; kochen und 3 bis 5 Minuten rühren, bis es weich ist. Grünzeug und Wasser unterrühren. Abdecken und 3 bis 4 Minuten kochen lassen oder bis die Flüssigkeit verdampft ist und das Gemüse gerade zart ist, dabei gelegentlich umrühren. Abdecken und bis zum Servieren warm halten.

3. Für die Garnelensauce die restlichen 3 Esslöffel Olivenöl in die Pfanne geben, in der der Fisch gebraten wurde. Garnelen, 4 Knoblauchzehen und gehackte rote Paprika hinzufügen. Kochen und rühren Sie 2 bis 3 Minuten lang oder bis der Knoblauch anfängt, goldbraun zu werden. Fügen Sie die Garnelen hinzu; 2 bis 3 Minuten kochen, bis die Garnelen fest und rosa sind. Sherry und Zitronensaft einrühren. 1 bis 2 Minuten kochen lassen oder bis es leicht reduziert ist. Petersilie unterrühren.

4. Die Garnelensauce auf dem Heilbuttfilet verteilen. Mit Gemüse servieren.

# MEERESFRÜCHTE-BOUILLABAISSE

ANFANG BIS ENDE: 1¾ STUNDEN ERGIBT: 4 PORTIONEN

WIE ITALIENISCHER CIOPPINO, DIESER FRANZÖSISCHE MEERESFRÜCHTEEINTOPFAUS FISCH UND SCHALENTIEREN SCHEINT EINE PROBE DES TAGESFANGS DARZUSTELLEN, GEWORFEN IN EINEM TOPF MIT KNOBLAUCH, ZWIEBELN, TOMATEN UND WEIN. DER HERVORSTECHENDSTE GESCHMACK DER BOUILLABAISSE IST JEDOCH DIE GESCHMACKSKOMBINATION AUS SAFRAN, FENCHEL UND ORANGENSCHALE.

1 Pfund frische oder gefrorene Heilbuttfilets ohne Haut, in 2,5 cm große Stücke geschnitten

4 Esslöffel Olivenöl

2 Tassen gehackte Zwiebel

4 Knoblauchzehen, gehackt

1 Kopf Fenchel, entkernt und gehackt

6 Roma-Tomaten, gehackt

¾ Tasse Hühnerknochenbrühe (siehe Rezept) oder Hühnerbrühe ohne Salz

¼ Tasse trockener Weißwein

1 Tasse fein gehackte Zwiebel

1 Kopf Fenchel, entkernt und fein gehackt

6 Knoblauchzehen, gehackt

1 Orange

3 Roma-Tomaten, fein gehackt

4 Safranfäden

1 Esslöffel gehackter frischer Oregano

1 Pfund Muscheln, geschrubbt und abgespült

1 Pfund Muscheln, Bärte entfernt, geschrubbt und abgespült (siehe Spitze)

Gehackter frischer Oregano (optional)

1. Heilbutt auftauen, falls er gefroren ist. Fisch abspülen; mit einem Papiertuch trocknen. Legen Sie den Fisch beiseite.

2. Erhitzen Sie 2 Esslöffel Olivenöl bei mittlerer Hitze in einem 6 bis 8 Liter fassenden Schmortopf. Geben Sie 2 Tassen gehackte Zwiebeln, 1 gehackten Fenchelkopf und 4 gehackte Knoblauchzehen in den Topf. 7 bis 9 Minuten kochen oder bis die Zwiebel weich ist, dabei gelegentlich umrühren. 6 gehackte Tomaten und 1 gehackten Fenchel hinzufügen; weitere 4 Minuten kochen lassen. Hühnerknochenbrühe und Weißwein in den Topf geben; 5 Minuten köcheln lassen; etwas abkühlen lassen. Geben Sie die Gemüsemischung in einen Mixer oder eine Küchenmaschine. Abdecken und mixen oder verarbeiten, bis eine glatte Masse entsteht; beiseite legen.

3. Im gleichen Schmortopf den restlichen 1 Esslöffel Olivenöl bei mittlerer Hitze erhitzen. Fügen Sie 1 Tasse fein gehackte Zwiebel, 1 fein gehackten Fenchel und 6 gehackte Knoblauchzehen hinzu. Bei mittlerer Hitze 5 bis 7 Minuten lang oder bis es fast weich ist, unter häufigem Rühren kochen.

4. Entfernen Sie mit einem Gemüseschäler die Schale in breiten Streifen von der Orange; beiseite legen. Die pürierte Gemüsemischung, 3 gehackte Tomaten, Safran, Oregano und Orangenschale in den Schmortopf geben. Zum Kochen bringen; Reduzieren Sie die Hitze, um das Kochen aufrechtzuerhalten. Muscheln, Muscheln und Fisch hinzufügen; Vorsichtig umrühren, um den Fisch mit Soße zu überziehen. Passen Sie die Hitze nach Bedarf an, um ein Sieden aufrechtzuerhalten. Abdecken und 3 bis 5

Minuten leicht köcheln lassen, bis sich die Muscheln geöffnet haben und der Fisch beim Testen mit einer Gabel zu schuppen beginnt. Zum Servieren in flache Schüsseln füllen. Nach Belieben mit zusätzlichem Oregano bestreuen.

# KLASSISCHES GARNELEN-CEVICHE

VORBEREITUNG:20 Minuten kochen: 2 Minuten abkühlen: 1 Stunde stehen lassen: 30 Minuten ergibt: 3 bis 4 Portionen

DIESES LATEINAMERIKANISCHE GERICHT IST EIN KNALLERVON GESCHMACK UND TEXTUR. KNUSPRIGE GURKE UND SELLERIE, CREMIGE AVOCADO, SCHARFE UND WÜRZIGE JALAPEÑOS UND ZARTE, SÜßE GARNELEN VERMISCHEN SICH MIT LIMETTENSAFT UND OLIVENÖL. BEI TRADITIONELLEM CEVICHE „KOCHT" DIE SÄURE IM LIMETTENSAFT DIE GARNELEN – ABER EIN KURZES EINTAUCHEN IN KOCHENDES WASSER ÜBERLÄSST SICHERHEITSHALBER NICHTS DEM ZUFALL UND BEEINTRÄCHTIGT WEDER DEN GESCHMACK NOCH DIE TEXTUR DER GARNELEN.

- 1 Pfund frische oder gefrorene mittelgroße Garnelen, geschält und entdarmt, Schwänze entfernt
- ½ Gurke, geschält, entkernt und gehackt
- 1 Tasse gehackter Sellerie
- ½ einer kleinen roten Zwiebel, gehackt
- 1 bis 2 Jalapeños, entkernt und gehackt (sieheSpitze)
- ½ Tasse frischer Limettensaft
- 2 Roma-Tomaten, gewürfelt
- 1 Avocado, halbiert, entkernt, geschält und gewürfelt
- ¼ Tasse gehackter frischer Koriander
- 3 Esslöffel Olivenöl
- ½ Teelöffel schwarzer Pfeffer

1. Garnelen auftauen, falls sie gefroren sind. Garnelen schälen und entdarmen; Entfernen Sie den Schwanz. Garnelen abspülen; mit einem Papiertuch trocknen.

2. Füllen Sie einen großen Topf zur Hälfte mit Wasser. Zum Kochen bringen. Garnelen in kochendes Wasser geben. Unbedeckt 1 bis 2 Minuten kochen oder gerade so lange, bis die Garnelen undurchsichtig werden; Abfluss Garnelen unter kaltes Wasser halten und erneut abtropfen lassen. Garnelen würfeln.

3. In einer großen, nicht reaktiven Schüssel Garnelen, Gurke, Sellerie, Zwiebel, Jalapeños und Limettensaft vermischen. Abdecken und 1 Stunde im Kühlschrank lagern, dabei ein- oder zweimal umrühren.

4. Tomaten, Avocado, Koriander, Olivenöl und schwarzen Pfeffer unterrühren. Abdecken und 30 Minuten bei Zimmertemperatur stehen lassen. Vor dem Servieren vorsichtig umrühren.

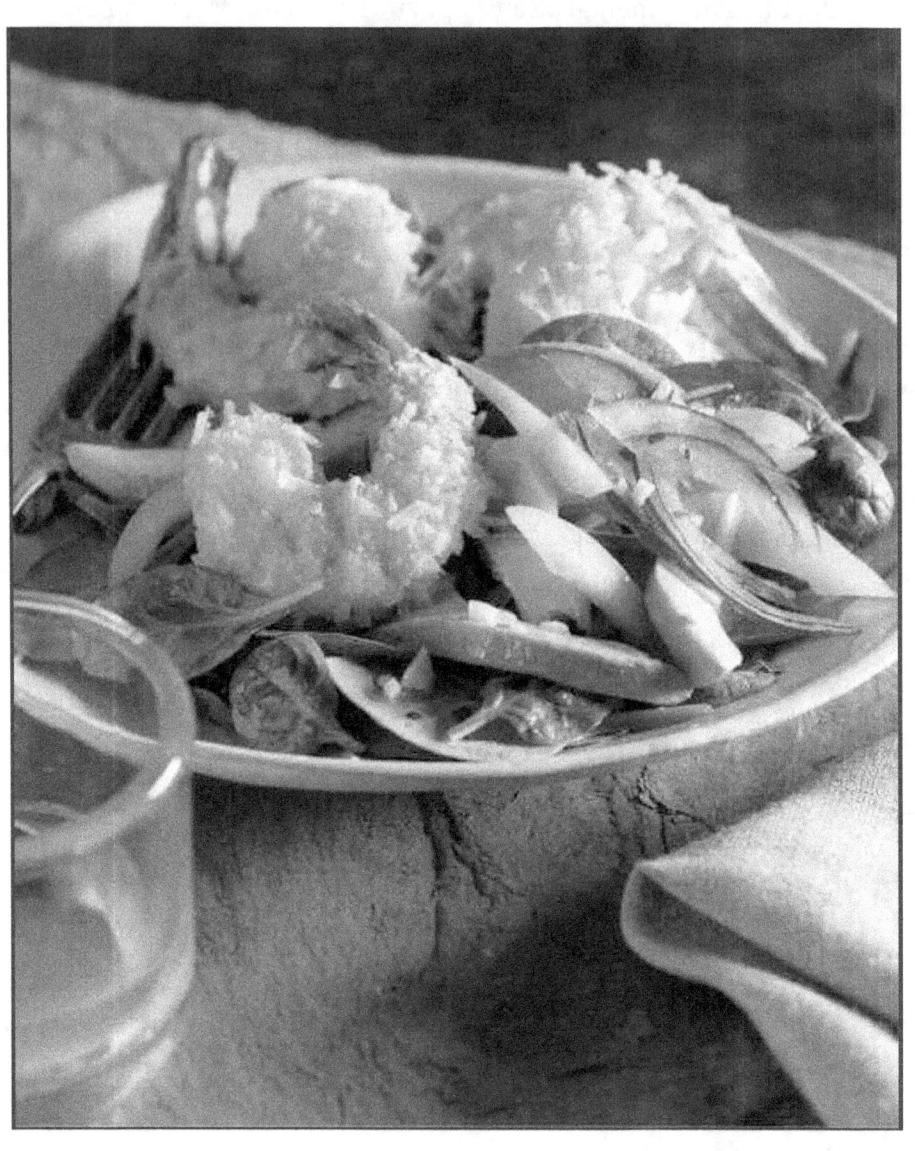

# GARNELEN-SPINAT-SALAT MIT KOKOSNUSSKRUSTE

VORBEREITUNG: 25 Minuten Backen: 8 Minuten Ergibt: 4 Portionen<u>BILD</u>

ZU VERKAUFEN SIND DOSEN MIT SPRÜHÖLKANN GETREIDEALKOHOL, LECITHIN UND TREIBMITTEL ENTHALTEN – KEINE GUTE KOMBINATION, WENN SIE VERSUCHEN, SAUBERE, ECHTE LEBENSMITTEL ZU SICH ZU NEHMEN UND GETREIDE, UNGESUNDE FETTE, HÜLSENFRÜCHTE UND MILCHPRODUKTE ZU MEIDEN. EIN ÖLDIFFUSOR VERWENDET NUR LUFT, UM DAS ÖL IN EINEN FEINEN NEBEL ZU ZERSTÄUBEN – PERFEKT, UM GARNELEN MIT KOKOSNUSSKRUSTE VOR DEM BACKEN LEICHT ZU BESTREICHEN.

- 1½ Pfund frische oder gefrorene extragroße Garnelen in ihrer Schale
- Misto-Sprühflasche, gefüllt mit nativem Olivenöl extra
- 2 Eier
- ¾ Tasse ungesüßte Kokosflocken oder Kokosraspeln
- ¾ Tasse Mandelmehl
- ½ Tasse Avocadoöl oder Olivenöl
- 3 Esslöffel frischer Zitronensaft
- 2 Esslöffel frischer Limettensaft
- 2 kleine Knoblauchzehen, gehackt
- ⅛ bis ¼ Teelöffel zerstoßener roter Pfeffer
- 8 Tassen frischer Babyspinat
- 1 mittelgroße Avocado, halbiert, entkernt, geschält und in dünne Scheiben geschnitten
- 1 kleine orange oder gelbe Paprika, in dünne Streifen geschnitten
- ½ Tasse gehackte rote Zwiebel

1. Garnelen auftauen, falls sie gefroren sind. Die Garnelen schälen und entdarmen, dabei den Schwanz intakt lassen. Garnelen abspülen; mit einem Papiertuch trocknen. Den

Ofen auf 450 °F vorheizen. Ein großes Backblech mit Folie auslegen; Aluminiumfolie leicht mit Öl aus der Misto-Flasche bestreichen; beiseite legen.

2. Ein Ei mit einer Gabel in einer flachen Schüssel schlagen. Kokos- und Mandelmehl in einer anderen flachen Schüssel vermischen. Tauchen Sie die Garnelen mit der Hautseite nach unten in das Ei. In die Kokosnussmischung eintauchen und andrücken, um sie zu bedecken (Schwänze unbedeckt lassen). Ordnen Sie die Garnelen in einer einzigen Schicht auf dem vorbereiteten Backblech an. Bestreichen Sie die Oberseite der Garnelen mit Öl, das Sie aus der Misto-Flasche aufsprühen.

3. 8 bis 10 Minuten backen oder bis die Garnelen undurchsichtig sind und die Haut leicht gebräunt ist.

4. In der Zwischenzeit für das Dressing Avocadoöl, Zitronensaft, Limettensaft, Knoblauch und zerstoßene rote Paprika in einem kleinen Glas mit Schraubverschluss vermischen. Verschließen und gut schütteln.

5. Für Salate den Spinat auf vier Teller verteilen. Mit Avocado, Paprika, roten Zwiebeln und Garnelen belegen. Mit Dressing beträufeln und sofort servieren.

# TROPISCHES GARNELEN- UND JAKOBSMUSCHEL-CEVICHE

VORBEREITUNG: 20 Minuten Marinieren: 30 bis 60 Minuten Ergibt: 4 bis 6 Portionen

KALTES UND LEICHTES CEVICHE IST EINE TOLLE MAHLZEIT FÜR EINE HEIßE SOMMERNACHT. MIT MELONE, MANGO, SERRANO-CHILIS, FENCHEL UND MANGO-LIMETTEN-SALATDRESSING (SIEHE REZEPT), DIES IST EINE KÖSTLICHE VERSION DES ORIGINALS.

- 1 Pfund frische oder gefrorene Muscheln
- 1 Pfund frische oder gefrorene große Garnelen
- 2 Tassen gewürfelte Honigmelone
- 2 mittelgroße Mangos, entkernt, geschält und gehackt (ca. 2 Tassen)
- 1 Fenchelkopf, geputzt, geviertelt, entkernt und in dünne Scheiben geschnitten
- 1 mittelgroße rote Paprika, gehackt (ca. ¾ Tasse)
- 1 bis 2 Serrano-Chilis, nach Belieben entkernt und in dünne Scheiben geschnitten (siehe Spitze)
- ½ Tasse leicht verpackter frischer Koriander, gehackt
- 1 Rezept für Mango-Limetten-Salatdressing (siehe Rezept)

1. Jakobsmuscheln und Garnelen auftauen, falls sie gefroren sind. Eine Jakobsmuschel horizontal in zwei Hälften teilen. Die Garnelen schälen, entdarmen und horizontal halbieren. Jakobsmuscheln und Garnelen abspülen; mit einem Papiertuch trocknen. Füllen Sie einen großen Topf zu drei Vierteln mit Wasser. Zum Kochen bringen. Garnelen und Jakobsmuscheln hinzufügen; 3 bis 4 Minuten kochen oder bis Garnelen und Jakobsmuscheln undurchsichtig sind; Abtropfen lassen und mit kaltem Wasser abspülen, um schnell abzukühlen. Gut abtropfen lassen und beiseite stellen.

2. In einer extra großen Schüssel Melone, Mango, Fenchel, Paprika, Serrano-Chilis und Koriander vermischen. Mango-Limetten-Salatdressing hinzufügen; Zum Überziehen vorsichtig umrühren. Die gekochten Garnelen und Jakobsmuscheln vorsichtig unterrühren. Vor dem Servieren 30 bis 60 Minuten im Kühlschrank marinieren.

# JAMAIKANISCHE JERK-GARNELEN MIT AVOCADOÖL

ANFANG BIS ENDE: 20 Minuten ergeben: 4 Portionen

BEI EINER GESAMTZEIT BIS ZUM TISCH VON 20 MINUTEN, DIESES GERICHT BIETET EINEN WEITEREN ÜBERZEUGENDEN GRUND, AUCH AN DEN GESCHÄFTIGSTEN ABENDEN ZU HAUSE EINE GESUNDE MAHLZEIT ZU SICH ZU NEHMEN.

1 Pfund frische oder gefrorene mittelgroße Garnelen
1 Tasse gehackte, geschälte Mango (1 mittelgroß)
⅓ Tasse dünn geschnittene rote Zwiebel, in Scheiben geschnitten
¼ Tasse gehackter frischer Koriander
1 Esslöffel frischer Limettensaft
2 bis 3 Esslöffel Jamaican Jerk Seasoning (siehe Rezept)
1 EL natives Olivenöl extra
2 Esslöffel Avocadoöl

1. Garnelen auftauen, falls sie gefroren sind. Mango, Zwiebel, Koriander und Limettensaft in einer mittelgroßen Schüssel vermischen.

2. Garnelen schälen und entdarmen. Garnelen abspülen; mit einem Papiertuch trocknen. Garnelen in eine mittelgroße Schüssel geben. Mit Jamaican Jerk Seasoning bestreuen; wenden, um die Garnelen von allen Seiten zu bedecken.

3. Olivenöl bei mittlerer bis hoher Hitze in einer großen beschichteten Pfanne erhitzen. Garnelen hinzufügen; kochen und etwa 4 Minuten lang rühren, bis es

undurchsichtig ist. Garnelen mit Avocadoöl beträufeln und mit der Mangomischung servieren.

# GARNELENSCAMPI MIT BLATTSPINAT UND RADICCHIO

VORBEREITUNG:15 Minuten kochen: 8 Minuten ergeben: 3 Portionen

„SCAMPI" BEZEICHNET EIN KLASSISCHES RESTAURANTGERICHTAUS GROßEN GARNELEN GEBRATEN ODER MIT BUTTER UND VIEL KNOBLAUCH UND ZITRONE GEBRATEN. DIESE WÜRZIGE OLIVENÖLVERSION IST PALÄOGEPRÜFT – UND HAT DURCH EIN SCHNELLES ANBRATEN VON RADICCHIO UND SPINAT EINEN HÖHEREN NÄHRWERT.

1 Pfund frische oder gefrorene große Garnelen

4 Esslöffel natives Olivenöl extra

6 Knoblauchzehen, gehackt

½ Teelöffel schwarzer Pfeffer

¼ Tasse trockener Weißwein

½ Tasse gehackte frische Petersilie

½ Kopf Radicchio, entkernt und in dünne Scheiben geschnitten

½ TL zerstoßener roter Pfeffer

9 Tassen Babyspinat

Zitronenboote

1. Garnelen auftauen, falls sie gefroren sind. Die Garnelen schälen und entdarmen, dabei den Schwanz intakt lassen. 2 Esslöffel Olivenöl in einer großen Pfanne bei mittlerer bis hoher Hitze erhitzen. Garnelen, 4 gehackte Knoblauchzehen und schwarzen Pfeffer hinzufügen. Kochen und rühren Sie etwa 3 Minuten lang oder bis die Garnelen undurchsichtig sind. Geben Sie die Garnelenmischung in eine Schüssel.

2. Weißwein in die Pfanne geben. Unter Rühren kochen, um den gebräunten Knoblauch vom Boden der Pfanne zu lösen. Wein über die Garnelen gießen; Zum Kombinieren werfen. Petersilie unterrühren. Zum Warmhalten locker mit Folie abdecken; beiseite legen.

3. Geben Sie die restlichen 2 Esslöffel Olivenöl, die restlichen 2 Knoblauchzehen, den Radicchio und die zerstoßene rote Paprika in die Pfanne. Bei mittlerer Hitze 3 Minuten kochen und rühren, bis der Radicchio zu welken beginnt. Den Spinat vorsichtig unterrühren; kochen und noch 1 bis 2 Minuten rühren, bis der Spinat gerade zusammengefallen ist.

4. Zum Servieren die Spinatmischung auf drei Teller verteilen; Mit der Garnelenmischung belegen. Mit Zitronenschnitzen servieren und über Garnelen und Gemüse verteilen.

# KRABBENSALAT MIT AVOCADO, GRAPEFRUIT UND JICAMA

ANFANG BIS ENDE: 30 Minuten ergeben: 4 Portionen

AM BESTEN EIGNET SICH JUMBO-KLUMPEN ODER KRABBENFLEISCHFÜR DIESEN SALAT. JUMBO-KLUMPENKRABBENFLEISCH WIRD AUS GROßEN STÜCKEN HERGESTELLT, DIE SICH GUT FÜR SALATE EIGNEN. BACKFIN IST EINE MISCHUNG AUS ZERKLEINERTEN KRABBENFLEISCHSTÜCKEN UND KLEINEREN KRABBENFLEISCHSTÜCKEN AUS DEM KÖRPER DER KRABBE. OBWOHL SIE KLEINER ALS DIE RIESENKRABBE IST, FUNKTIONIERT DIE RÜCKENFLOSSE EINWANDFREI. FRISCH IST NATÜRLICH AM BESTEN, ABER AUFGETAUTE GEFRORENE KRABBEN SIND EINE GUTE WAHL.

6 Tassen Babyspinat

½ mittelgroße Jicama, geschält und in Streifen geschnitten*

2 rosa oder rubinrote Grapefruits, geschält, entkernt und in Scheiben geschnitten**

2 kleine Avocados, halbiert

1 Pfund Jumbo-Klumpen oder Krabbenfleisch

Basilikum-Grapefruit-Dressing (siehe Rezept rechts)

1. Den Spinat auf vier Teller verteilen. Mit Jicama, Grapefruitstücken und angesammeltem Saft, Avocado und Krabbenfleisch belegen. Mit Basilikum-Grapefruit-Dressing beträufeln.

Basilikum-Grapefruit-Dressing: Mischen Sie ⅓ Tasse natives Olivenöl extra in einem Glas mit Schraubverschluss; ¼ Tasse frischer Grapefruitsaft; 2 Esslöffel frischer Orangensaft; ½ einer kleinen Schalotte, gehackt; 2

Esslöffel fein gehacktes frisches Basilikum; ¼ Teelöffel zerstoßener roter Pfeffer; und ¼ Teelöffel schwarzer Pfeffer. Verschließen und gut schütteln.

*Tipp: Mit einem Julienne-Schäler lässt sich Jicama schnell in dünne Streifen schneiden.

**Tipp: Um die Grapefruit zu schneiden, schneiden Sie eine Scheibe vom Stielende und der Basis der Frucht ab. Stellen Sie es aufrecht auf eine Arbeitsfläche. Schneiden Sie die Frucht von oben nach unten in Abschnitte und folgen Sie dabei der abgerundeten Form der Frucht, um die Schale in Streifen zu entfernen. Halten Sie die Frucht über eine Schüssel und schneiden Sie mit einem Gemüsemesser die Mitte der Frucht an den Seiten jedes Abschnitts ab, um sie vom Fruchtfleisch zu befreien. Eine Portion mit dem angesammelten Saft in eine Schüssel geben. Wirf Maria weg.

# CAJUN LOBSTER TAIL BOIL MIT ESTRAGON AÏOLI

VORBEREITUNG: 20 Minuten kochen: 30 Minuten ergeben: 4 Portionen BILD

FÜR EIN ROMANTISCHES ABENDESSEN ZU ZWEIT, DIESES REZEPT LÄSST SICH LEICHT HALBIEREN. ÖFFNEN SIE DIE SCHALE DER HUMMERSCHWÄNZE MIT EINER SEHR SCHARFEN KÜCHENSCHERE UND GELANGEN SIE AN DAS SCHMACKHAFTE FLEISCH.

2 Rezepte Cajun-Gewürz (siehe Rezept)
12 Knoblauchzehen, geschält und halbiert
2 Zitronen, halbiert
2 große Karotten, geschält
2 Selleriestangen, geschält
2 Fenchelzwiebeln, in dünne Spalten geschnitten
1 Pfund ganze Champignons
4 7 bis 8 Unzen schwere Maine-Hummerschwänze
4 8-Zoll-Bambusspieße
½ Tasse Paleo Aïoli (Knoblauch-Mayo) (siehe Rezept)
¼ Tasse Senf nach Dijon-Art (siehe Rezept)
2 Esslöffel gehackter frischer Estragon oder Petersilie

1. Kombinieren Sie 6 Tassen Wasser, Cajun-Gewürz, Knoblauch und Zitronen in einem 8-Liter-Topf. Zum Kochen bringen; 5 Minuten kochen lassen. Reduzieren Sie die Hitze, damit die Flüssigkeit köchelt.

2. Karotten und Sellerie quer in vier Stücke schneiden. Karotten, Sellerie und Fenchel in die Flüssigkeit geben. Abdecken und 10 Minuten kochen lassen. Pilze hinzufügen; abdecken und 5 Minuten kochen lassen.

Geben Sie das Gemüse mit einem Schaumlöffel in die Schüssel. warm halten

3. Beginnen Sie am Stielende jedes Hummerschwanzes und schieben Sie einen Spieß zwischen Fleisch und Schale und gehen Sie dabei fast bis zum Schwanzende hindurch. (Dadurch wird verhindert, dass sich der Schwanz beim Garen kräuselt.) Reduzieren Sie die Hitze. Hummerschwänze in der kaum köchelnden Flüssigkeit im Topf 8 bis 12 Minuten lang kochen oder bis die Schalen leuchtend rot sind und das Fleisch beim Einstechen mit einer Gabel zart ist. Den Hummer aus der Kochflüssigkeit nehmen. Halten Sie die Hummerschwänze mit einem Küchentuch fest und entfernen Sie die Spieße und entsorgen Sie sie.

4. In einer kleinen Schüssel Paleo Aïoli, Senf nach Dijon-Art und Estragon vermischen. Mit Hummer und Gemüse servieren.

# MUSCHELKRAPFEN MIT SAFRAN-AÏOLI

ANFANG BIS ENDE: 1¼ STUNDEN ERGIBT: 4 PORTIONEN

DIES IST EINE PALÄO-VERSION DES FRANZÖSISCHEN KLASSIKERSAUS IN WEIßWEIN UND KRÄUTERN GEDÜNSTETEN MUSCHELN, SERVIERT MIT DÜNNEN UND KNUSPRIGEN WEIßEN KARTOFFELCHIPS. ENTSORGEN SIE MUSCHELN, DIE SICH VOR DEM KOCHEN NICHT SCHLIEßEN – UND MUSCHELN, DIE SICH NACH DEM KOCHEN NICHT ÖFFNEN.

## PASTINAKEN-POMMES
- 1½ Pfund Pastinaken, geschält und in 3×¼ Zoll große Julienne-Streifen geschnitten
- 3 Esslöffel Olivenöl
- 2 Knoblauchzehen, gehackt
- ¼ TL schwarzer Pfeffer
- ⅛ Teelöffel Cayennepfeffer

## SAFRAN-AÏOLI
- ⅓ Tasse Paleo Aïoli (Knoblauch-Mayo) (siehe Rezept)
- ⅛ Teelöffel Safranfäden, leicht zerstoßen

## BLAUE MUSCHEL
- 4 Esslöffel Olivenöl
- ½ Tasse fein gehackte Schalotten
- 6 Knoblauchzehen, gehackt
- ¼ TL schwarzer Pfeffer
- 3 Tassen trockener Weißwein
- 3 große Zweige glatte Petersilie
- 4 Pfund Muscheln, gereinigt und entdarmt*
- ¼ Tasse gehackte frische italienische (glattblättrige) Petersilie
- 2 Esslöffel gehackter frischer Estragon (optional)

1. Für Pastinaken-Pommes den Ofen auf 200 °C vorheizen. Die geschnittenen Pastinaken 30 Minuten lang im

Kühlschrank in ausreichend kaltem Wasser einweichen; Abtropfen lassen und mit Papiertüchern trocken tupfen.

2. Ein großes Backblech mit Backpapier auslegen. Die Pastinaken in eine extra große Schüssel geben. In einer kleinen Schüssel 3 Esslöffel Olivenöl, 2 gehackte Knoblauchzehen, ¼ Teelöffel schwarzen Pfeffer und Cayennepfeffer vermischen; Über die Pastinaken träufeln und vermischen. Die Pastinaken gleichmäßig auf dem vorbereiteten Backblech verteilen. 30 bis 35 Minuten backen oder bis es weich ist und anfängt zu bräunen, dabei gelegentlich umrühren.

3. Für die Aïoli Paleo Aïoli und Safran in einer kleinen Schüssel verrühren. Abdecken und bis zum Servieren im Kühlschrank aufbewahren.

4. In der Zwischenzeit 4 Esslöffel Olivenöl bei mittlerer Hitze in einem 6- bis 8-Liter-Topf oder Schmortopf erhitzen. Schalotten, 6 Knoblauchzehen und ¼ Teelöffel schwarzen Pfeffer hinzufügen; unter häufigem Rühren etwa 2 Minuten kochen lassen, bis es weich und zusammengefallen ist.

5. Wein und Petersilienzweige in den Topf geben; zum Kochen kommen. Muscheln hinzufügen, einige Male umrühren. Dicht abdecken und 3 bis 5 Minuten lang dämpfen, oder bis sich die Schalen öffnen, dabei zweimal leicht umrühren. Entsorgen Sie alle Muscheln, die sich nicht öffnen.

6. Geben Sie die Muscheln in eine flache Suppenschüssel mit großer Schublade. Petersilienzweige aus der

Kochflüssigkeit entfernen und entsorgen; Kochflüssigkeit über die Muscheln gießen. Mit gehackter Petersilie und nach Belieben Estragon bestreuen. Sofort mit Pastinakenfritten und Safran-Aïoli servieren.

*Tipp: Muscheln am Tag des Kaufs kochen. Wenn Sie wild geerntete Muscheln verwenden, weichen Sie diese 20 Minuten lang in einer Schüssel mit kaltem Wasser ein, um Splitt und Sand auszuwaschen. (Bei Zuchtmuscheln ist dies nicht erforderlich.) Schrubben Sie die Muscheln einzeln mit einer harten Bürste unter fließendem kaltem Wasser. Die Muscheln etwa 10 bis 15 Minuten vor dem Garen enthäuten. Der Bart ist eine kleine Ansammlung von Fasern, die aus der Schale hervortreten. Um den Bart zu entfernen, fassen Sie die Schnur zwischen Daumen und Zeigefinger und ziehen Sie sie in Richtung des Scharniers. (Diese Methode tötet die Muschel nicht ab.) Es können auch Zangen oder Fischpinzetten verwendet werden. Stellen Sie sicher, dass die Schale jeder Muschel fest verschlossen ist. Wenn eine Schale geöffnet ist, klopfen Sie leicht auf die Arbeitsfläche. Entsorgen Sie alle Muscheln, die sich nicht innerhalb weniger Minuten schließen.

# GEBRATENE JAKOBSMUSCHELN MIT RÜBENGESCHMACK

ANFANG BIS ENDE:30 Minuten ergeben: 4 Portionen<u>BILD</u>

FÜR EINE SCHÖNE GOLDENE KRUSTE,STELLEN SIE SICHER, DASS DIE OBERFLÄCHE DER JAKOBSMUSCHELN SEHR TROCKEN IST UND DIE PFANNE SCHÖN HEIß IST, BEVOR SIE SIE IN DIE PFANNE GEBEN. LASSEN SIE DIE JAKOBSMUSCHELN AUßERDEM 2 BIS 3 MINUTEN UNGESTÖRT ANBRATEN UND PRÜFEN SIE DIES SORGFÄLTIG, BEVOR SIE SIE WENDEN.

1 Pfund frische oder gefrorene Jakobsmuscheln, mit Papiertüchern trocken tupfen
3 mittelgroße Rote Bete, geschält und gehackt
½ Granny-Smith-Apfel, geschält und gehackt
2 Jalapeños, entstielt, entkernt und gehackt (siehe<u>Spitze</u>)
¼ Tasse gehackter frischer Koriander
2 Esslöffel fein gehackte rote Zwiebel
4 Esslöffel Olivenöl
2 Esslöffel frischer Limettensaft
Weißer Pfeffer

1. Jakobsmuscheln auftauen, falls sie gefroren sind.

2. Für die Rübenglasur Rüben, Äpfel, Jalapeños, Koriander, Zwiebeln, 2 Esslöffel Olivenöl und Limettensaft in einer mittelgroßen Schüssel vermengen. Gut mischen. Während der Zubereitung der Jakobsmuscheln beiseite stellen.

3. Jakobsmuscheln abspülen; mit einem Papiertuch trocknen. Die restlichen 2 Esslöffel Olivenöl in einer großen Pfanne bei mittlerer bis hoher Hitze erhitzen. Jakobsmuscheln hinzufügen; 4 bis 6 Minuten grillen oder bis die

Außenseite goldbraun und kaum noch durchsichtig ist. Jakobsmuscheln leicht mit weißem Pfeffer bestreuen.

4. Zum Servieren das Rote-Bete-Gelee gleichmäßig auf die Teller verteilen. Mit Jakobsmuscheln belegen. Sofort servieren.

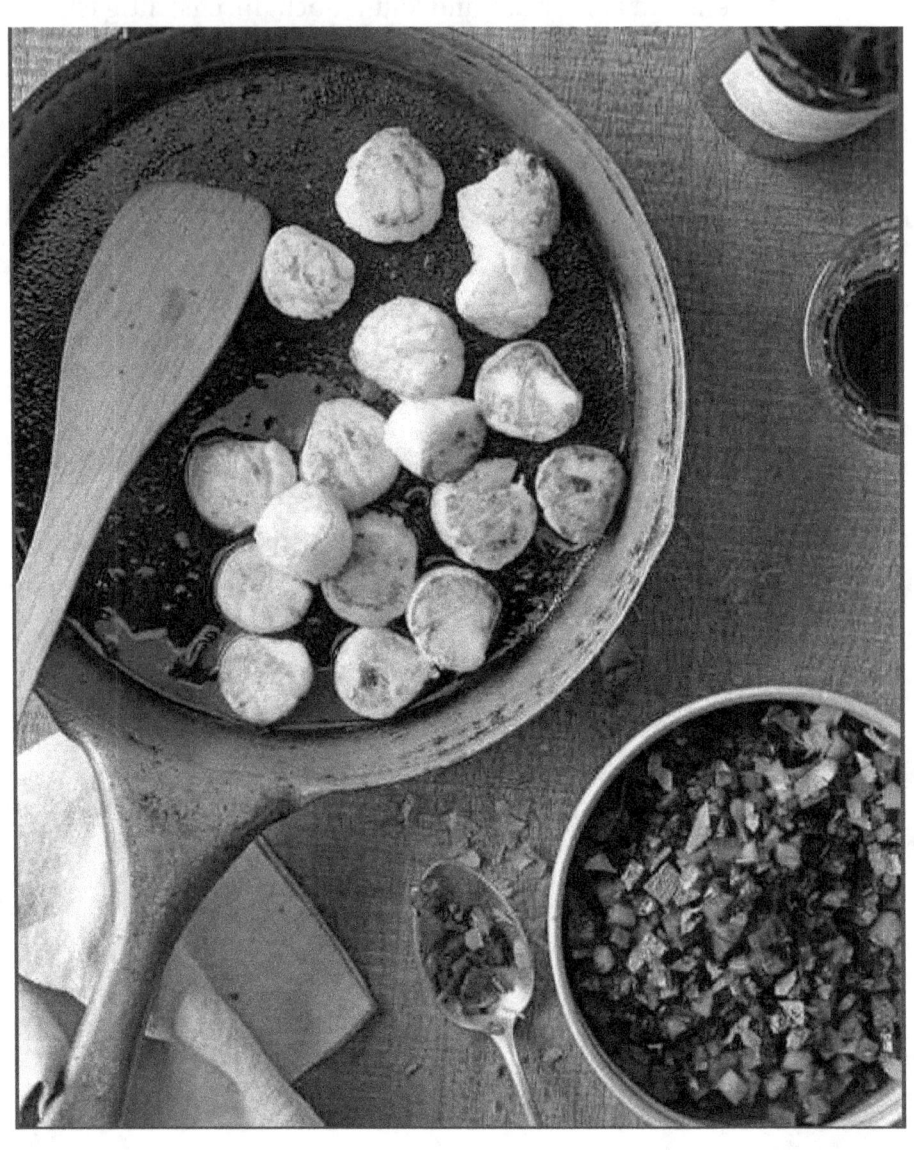

www.ingramcontent.com/pod-product-compliance
Lightning Source LLC
Chambersburg PA
CBHW070423120526
44590CB00014B/1517